"Es könnte doch sein...?"

Pränatale Diagnostik auf dem Prüfstand

von

Anita Reul

Tectum Verlag
Marburg 2001

Die Deutsche Bibliothek - CIP-Einheitsaufnahme

Reul, Anita:
"Es könnte doch sein...?".
Pränatale Diagnostik auf dem Prüfstand.
/ von Anita Reul
- Marburg : Tectum Verlag, 2001
ISBN 3-8288-8259-5

© Tectum Verlag

Tectum Verlag
Marburg 2001

Inhaltsverzeichnis:

4

1.Vorwort

Die folgende Arbeit beschäftigt sich mit dem Thema 'Pränatale Diagnostik'. Warum ich mich gerade für dieses Thema entschieden habe, kann ich nicht an einem Argument festmachen. Vor allem war mein Interesse an diesem Gebiet sehr groß. Dazu kommt der reformierte §218, der die Diskussion über Geburt und Abtreibung wieder aufleben ließ. Und auch die spektakulären Fortschritte der Gentechniker (ich denke vor allem an das Klon-Schaf Dolly) und die damit heiß umstrittenen Frage: 'Darf der Mensch alles in die Tat umsetzen, was technisch machbar ist?' sind ein weiterer Grund, die mich zu diesem Thema im wahrsten Sinne des Wortes hingezogen haben.
Für mich war außerdem der lebensnahe Bezug des Themas wichtig. Über (fast) kein anderes Thema kann so praxisnah und gleichzeitig theoretisch diskutiert werden wie über Pränatale Diagnostik. Denn hier handelt es sich um ein Thema, dem gegenüber keine allgemein gültige Meinung standhalten kann. Jeder, der sich auf dieses Thema einläßt, muß sich früher oder später auf eine Seite (für oder wider) stellen. Um zu einem Standpunkt zu kommen, der für den einzelnen annehmbar ist, reicht das theoretische Wissen nicht aus.
Das Thema 'Pränatale Diagnostik' selbst wird in dieser Arbeit mehr von der ethischen Seite betrachtet. Es wird vor allem auf die Gefahren der Untersuchungen aufmerksam gemacht (nicht nur auf die physischen, sondern vor allem auf die psychischen).
Doch was genau ist eigentlich Pränatale Diagnostik? Wie führen die Ärzte welche Untersuchungen wann durch? Ist das alles wirklich so harmlos, wie es gelegentlich heißt?
Und was passiert, wenn das werdende Kind behindert ist? Wer berät die Eltern weiter? Wie entscheiden sich die Eltern im 'Ernstfall'? Abtreibung oder das Ja zum Kind?
All diese Fragen werden in dieser Arbeit aufgegriffen und so weit wie möglich beantwortet. Auf manche Fragen gibt es jedoch nur unzureichende bzw. keine Antworten. Dann muß das eigene Gewissen und die persönliche Einstellung dem Leben gegenüber entscheiden. Doch dazu später. Fangen wir am Anfang an.

Anmerkung:

Die in dieser Arbeit verwendeten Bezeichnungen für Berufsgruppen o.ä. beinhalten, falls nicht extra erwähnt, sowohl die jeweilige weibliche als auch die männliche Bezeichnung (z.B. sind mit 'Ärzten' sowohl alle Ärzte als auch alle Ärztinnen gemeint).

Gewidmet dem Menschen, der mir mein Leben wert-voll macht:

'Wenn irgend jemand den anderen wesentlich in sein Herz schließt, formen sich, ob er es will oder nicht, ob er es auch nur denkt oder für möglich hält, wie von selber all die Antworten, die uns wirklich tragen. In der Liebe entdecken wir, daß wir einander notwendig sind.(...) Nur durch die Liebe sind wir imstande, uns selber als Personen zu formen, indem wir beginnen, an die eigene Bedeutung überhaupt erst zu glauben.'

(Eugen Drewermann: Was uns die Zukunft gibt)

(Vgl. Swientek, Christine: Was bringt die Pränatale Diagnostik? Freiburg im Breisgau. 1998. S. 4.)

2. Was ist pränatale Diagnostik?

Ein Synonym für 'Pränatale Diagnostik' ist 'vorgeburtliche Tests'.[1] Dieses Schlagwort gibt schon etwas genauer Auskunft, um was es sich handelt, nämlich um vom Arzt/Ärztin durchgeführte Tests am ungeborenen Kind. Im Vordergrund stehen die Überwachung der Entwicklung des Kindes und die Entdeckung möglicher Behinderungen und sonstiger Normabweichungen. Ab einem gewissen Alter der Frau (ab 35 Jahren) steigt das Risiko, ein behindertes Kind auf die Welt zu bringen. Auch für die Frau ist ab diesem Alter eine Geburt nicht mehr so leicht zu verkraften wie bei einer jüngeren Frau.

Trotzdem sind in Deutschland auch für junge werdende Mütter einige pränatale Tests empfehlenswert, die von allen Krankenkassen getragen werden. Die restlichen Tests, die hier vorgestellt werden, werden nur dann von den Kassen übernommen, wenn eine Notwendigkeit für den Test (z.B. das Alter der Frau oder Vorbelastung durch Krankheiten wie z.B. Allergien in der Familie) angezeigt ist.[2]

Exkurs: Die Chromosomen des Menschen

Jeder 'normale', gesunde Mensch besitzt von Geburt an 46 Chromosomen (2 x 23, also ein doppelter Satz); je nach Geschlecht ist das Geschlechtschromosom entweder mit XX (bei Frauen) und mit XY (bei Männern) festgelegt. Das ist wie gesagt der Normalfall.[3] Die Chromosomen selbst (sie sind die Träger des Erbgutes, der Gene) sind so klein, daß sie nur unter dem Mikroskop sichtbar sind. Ihre Form ähnelt der einer Wäscheklammer.

Chromosomenanomalien können entweder in der Struktur oder in der Anzahl der Chromosomen auftreten. Bei strukturellen Fehlern ist der Aufbau des betroffenen Chromosoms falsch, die Gene (also die Träger des Erbgutes) sind nicht richtig zusammengesetzt. Die meisten Aufbaufehler sind nicht von Bedeutung. Wenn jedoch ein wichtiges Gen fehlt oder mehr Gene als nötig vorhanden sind, kann es zu Mißbildungen des Menschen kommen (z.B. ist das Chromosom 4 an seinem kurzen Arm verkürzt, kommt es zum sogenannten Wolf-Hirschhorn Syndrom, das sich in einer schweren geistigen Behinderung äußert).[4]

Liegt die Abweichung von der Norm aber bei der Zahl der Chromosomen (mehr oder weniger als 46), so ist der betroffene Mensch auf jeden Fall in irgend einer Weise geschädigt. Ein Sonderfall stellt das Auftreten der Fehler als Mosaik dar. Bei dieser Form sind nicht alle Zellen eines Menschen betroffen, es kommen also auch gesunde Zellen vor. Ist ein Mosaikfehler vorhanden, treten die Anzeichen dieses Fehlers nicht so stark auf.[5]

---

1 Vgl. Dietschi, Irène: Testfall Kind. S.12.
2 Vgl. Bühler, Erika Prof. Dr. Med. / Schaefer, Wiebke: Wird mein Baby gesund sein? S.61.
3 Vgl. Dietschi, Irène: Testfall Kind. S.108.
4 Vgl. ebenda. S.106/107.
5 Vgl. ebenda. S.106/107.

Folgende Chromosomenveränderungen treten am häufigsten auf:
(die Schreibart ist : Anzahl der Chromosomen, Geschlecht XX oder XY,
Abweichung)

**- 47, XX, +21 bzw. 47, XY, +21: Trisomie 21 = Down Syndrom (Häufigkeit:
1:650 Geburten)**
Bei diesem sehr häufigen Fall ist sowohl bei Frauen als auch bei Männern die Anzahl
der Chromosomen 47, das Chromosom 21 ist nicht (wie normal) doppelt, sondern
dreifach vorhanden. Die Anzeichen dieser Abweichung sind eine mittelschwere bis
schwere geistige Behinderung, körperliche Anomalien und andere Merkmale wie z.b.
angeborene Herzfehler oder Vierfingerfurche).[6]

**-47, XX, +18 bzw. 47, XY, +18: Trisomie 18 = Edward Syndrom (Häufigkeit:
1:6.000 Geburten)**
Hier ist die Anzahl der Chromosomen ebenfalls 47, das Chromosom 18 liegt dreimal
vor. Es treten Fehlbildungen wie z.b. Herzfehler oder das Überlappen der Finger auf,
des Weiteren auch Wachstumsstörungen, schwerste geistige Behinderungen und eine
hohe Sterblichkeitsrate bis in das Frühkindesalter.[7]

**-47, XX, +13 bzw. 47, XY, +13: Trisomie 13 = Patau Syndrom (Häufigkeit:
1:10.000 Geburten)**
Die Chromosomenzahl ist 47, das Chromosom 13 ist dreifach vorhanden. Dieser
Fehler äußert sich in schwerster geistiger Behinderung in Kombination mit
Fehlbildungen wie Gehirnanomalien oder Gesichtsspalte und einer frühen
Sterblichkeit.[8]

- 47, XXY: Klinefelter Syndrom (Häufigkeit: 1:650 Geburten)
Die Chromosomenzahl ist 47, betroffen sind Jungen mit doppeltem
X-Geschlechtschromosom. Betroffene Jungen weisen oft weibliche Körpermerkmale
wie z.B. Brustentwicklung auf. Ebenso sind die Hoden unterentwickelt, die Jungen
sind aufgrund eines Mangels an männlichen Geschlechtshormonen unfruchtbar. Auch
die Intelligenz dieser Jungen ist leicht beeinträchtigt. Der Extremfall dieses Syndroms
ist die mehr als doppelte Besetzung einer Zelle mit dem X-Geschlechtschromosom
(z.B. 48, XXXY); in diesem Fall sind die genannten Symptome entsprechend
verstärkt.[9]

---

6 Vgl. ebenda. S.108.
7 Vgl. ebenda. S.108.
8 Vgl. ebenda. S.108.
9 Vgl. ebenda. S.109.

- 47, XYY-Syndrom (Häufigkeit: 1:650 Geburten)
Betroffen sind Jungen mit 47 Chromosomen, deren Y-Geschlechtschromosom doppelt vorhanden ist. Die Merkmale dieses Fehlers sind Hochwuchs, Verhaltens- und Lernstörungen sowie niedrigere Intelligenz.[10]

-47, XXX: Triple-X-Syndrom (Häufigkeit: 1:1.000 Geburten)
Die betroffenen Mädchen haben 47 Chromosomen, das X-Geschlechtschromosom ist dreifach vorhanden. Gelegentlich tritt bei solchen Fällen Unfruchtbarkeit und eine Beeinträchtigung der Intelligenz auf. Ist das X-Chromosom mehr als dreimal vorhanden (z.B. 48, XXXX), verstärken sich die Symptome.[11]

-45, X: Turner-Syndrom (Häufigkeit: 1:2.500 Geburten)
Hier sind Mädchen mit nur 45 Chromosomen betroffen, die nur ein X-Geschlechtschromosom besitzen. Die wichtigsten Merkmale dieser Abweichung sind Kleinwuchs, Unfruchtbarkeit durch unterentwickelte Eierstöcke und Fehlbildungen wie z.B. Herzfehler. Die geistige Entwicklung ist bis auf ein eingeschränktes dreidimensionales Sehen voll entwickelt.[12]

Anzumerken ist noch, daß Menschen mit Down Syndrom, Klinefelter Syndrom, XYY-Syndrom, Triple-X-Syndrom und dem Turner Syndrom sehr wohl lebensfähig sind, auch wenn die Lebenserwartung des einzelnen vielleicht nicht so hoch ist wie bei einem 'normalen' Menschen. Bei hormonellen Störungen, die bei manchen Chromosomenveränderungen auftreten, kann durch medikamentöse Behandlung eine Verbesserung des Zustandes erreicht werden.

---

10 Vgl. ebenda. S.109.
11 Vgl. ebenda. S.109.
12 Vgl. ebenda. S.109.

2.2.Vorstellung der Untersuchungsmethoden

Die zur Pränatalen Diagnostik verwendeten Untersuchungsmethoden werden in zwei Gruppen eingeteilt:

a) Nicht invasive Verfahren

Bei diesen Untersuchungen besteht kein erhöhtes Verletzungsrisiko für das ungeborene Kind; auch eine Fehlgeburt nach der Untersuchung kann ausgeschlossen werden. Sowohl die Bauchdecke als auch die Fruchthöhle werden nicht verletzt oder durchstochen.[13]

Zum nicht invasiven Verfahren gehören folgende Untersuchungen:

- Blutuntersuchung der Schwangeren auf Alpha-1-Fetoprotein (AFP):
Zwischen der 14. und 20. Schwangerschaftswoche (SSW) wird Blut entnommen, das auf kindliches Alpha-Feto-Protein hin untersucht wird.
Ist dieser Wert erhöht, könnte das ein Hinweis auf einen möglichen Neuralrohr-
(=Gehirn oder Rückenmark)defekt sein (z.b. Offener Rücken - Spina bifida).[14]
Wenn darüber hinaus die Werte der Hormone Choriongonadotropin
(HCG) und Östriol bestimmt werden, wird der Test 'Triple-Test' oder auch AFP-Plus-Test genannt. Treten niedrige AFP- und Östriol-Werte in Kombination mit erhöhten HCG-Werten auf, liegt unter Umständen Trisomie 21 (Down Syndrom) vor.[15]
Dieser Test kann keine genaue Auskunft über eventuelle Anomalien geben, sondern bestenfalls ein vorhandenes Risiko anzeigen. Aber auch ein erhöhtes Risiko heißt nicht automatisch, daß das Kind wirklich behindert zur Welt kommt. Und andererseits ist ein Testergebnis ohne Befund noch lange kein Garant für ein gesundes Kind. Erst weitere Tests können genauere Einblicke geben.[16]
Der Nachteil dieser Bluttests ist die längere Wartezeit, bis die Ergebnisse feststehen. So können mehrere Tage vergehen, bis der Risikofaktor bestimmt wurde.

---

13 Vgl. Swientek, Christine: Was bringt die Pränatale Diagnostik? S. 41.
14 Vgl. Dietschi, Irène: Testfall Kind. S. 104.
15 Vgl. ebenda. S. 104.
16 Vgl. ebenda. S.104.

- Ultraschall-Untersuchung:
Die Ultraschall-Untersuchung ist meistens die erste Untersuchung, die ein/e ÄrztIn durchführt, um eine Schwangerschaft festzustellen. Die Untersuchung selbst ist völlig harmlos. Dabei werden künstlich erzeugte Schallwellen,die das menschliche Ohr nicht hören kann, sowohl vom Körper der Schwangeren als auch vom Körper des Kindes auf den Schallkopf des Gerätes zurückgeworfen. Auf einem angeschlossenen Monitor kann so das Kind direkt in der Gebärmutter beobachtet werden. Außerdem kann mit Ultraschall die Größe, das Gewicht, das Geschlecht und die Lage des Kindes ermittelt werden. Auch mögliche Fehlbildungen, die Menge des Fruchtwassers, die Herztöne und die Lage der Plazenta werden durch Ultraschall überprüft.[17]
Mit Ultraschall kann ein/e erfahrene/r ÄrztIn auch weitere Fehlbildungen wie z.B. Hydrocephalus internus (Wasserkopf), Spina bifida, Skelettmißbildungen, Nierenmißbildungen, Herzfehler und sogar Störungen im Verdauungstrakt erkennen.[18]
In Deutschland stehen schwangeren Frauen seit 1996 drei Ultraschall-Untersuchungen im Rahmen der allgemeinen Schwangerschaftsvorsorge zur Verfügung: zwischen der 9. und 12. SSW, zwischen der 19. und 22. SSW (hier wird gezielt nach möglichen Behinderungen gesucht) und zwischen der 29. und 32. SSW. In der Praxis werden meistens während einer Schwangerschaft mehrere Ultraschall-Untersuchungen vom Arzt durchgeführt, um den Eltern ihr Kind auf diese Weise näher zu bringen. Die große Gefahr dabei ist, daß die Eltern sich oft nicht bewußt sind, daß die so harmlos wirkende Untersuchung, die ihnen so spektakuläre Einblicke in eine verborgene Welt gewährt, oft ein gezieltes Suchen nach Entwicklungsabnormitäten und Behinderungen ist, die der Grund einer Abtreibung sein können und es in den meisten Fällen auch sind.[19]

---

17 Vgl. ebenda. S. 53.
18 Vgl. Pro Familia. Pränatale Diagnostik. S. 9.
19 Vgl. Kurmann, Margaretha/Wegener, Hildburg: Sichtwechsel. S.23.

b) Invasive Verfahren

Invasive Untersuchungen sind mit einem mehr oder minder hohen Risiko für Mutter und Kind behaftet. Dieses Risiko besteht vor allem in einer Fehlgeburt durch Fruchtwasserverlust, verfrühte Wehen oder Blutungen. Sehr selten treten bei Mutter und Kind Infektionen oder sogar Verletzungen auf. Alle Untersuchungen werden unter örtlicher Betäubung der Einstichstelle durchgeführt.[20]

Folgende Verfahren bergen ein erhöhtes Risiko:

- Chorionzottenbiopsie:

Hier handelt es sich um eine Eihautentnahme, kurz CVS (chorion villi sampling). Die Untersuchung CVS1 wird zwischen der 9. und 11. SSW, die Untersuchung CVS2 zwischen der 12. und 13. SSW durchgeführt.[21]
Bei CVS1 wird anhand eines Plastikschlauches, der durch die Scheide in die Gebärmutter eingeführt wird (unter Ultraschall-Beobachtung), etwas Zottengewebe entnommen, das vitale und teilungsfähige Zellen des Kindes enthält.
Davon wird im Labor eine Kultur angelegt. Anhand der sich teilenden Zellen kann das Erbgut des Kindes auf Fehler oder Abweichungen hin untersucht werden (z.B. Mucoviszidose, Bluterkrankheit, verschiedene erbliche Stoffwechselerkrankungen, krankhafte Muskelveränderungen usw.).[22]
Die Untersuchung CVS2 wird durch die Bauchdecke der Frau vorgenommen. Unter Ultraschall-Beobachtung wird durch eine Punktionsnadel etwas Zottengewebe entnommen. Damit wird wie bei CVS1 verfahren.[23]
Die Wahrscheinlichkeit, daß nach der Untersuchung eine Fehlgeburt auftritt, liegt bei ca. 2%.[24]
Neben diesem Risiko kann auch der Chromosomenbefund verfälscht sein (hier handelt es sich um einen sogenannten Mosaikbefund, d.h. manche Zellen haben einen positiven, manche einen negativen Befund, da die Plazenta in einigen Fällen krankhaft veränderte Zellen produziert, die aber keinen Einfluß auf die Entwicklung des Kindes haben). Liegt solch ein Resultat vor, kann nur durch weitere Untersuchungen ein klares Ergebnis erzielt werden.[25]

---

20 Vgl. Swientek, Christine: Was bringt die Pränatale Diagnostik? S.42.
21 Vgl. ebenda. S. 43/44.
22 Vgl. Swientek, Christine: Was bringt die Pränatale Diagnostik? S.43/44.
23 Vgl. ebenda. S.43/44.
24 Vgl. ebenda. S.43/44.
25 Vgl. Pro Familia. Pränatale Diagnostik. S. 11/12.

- Amniozentese:
Die Fruchtwasserpunktion wird zwischen der 13. und 18. SSW, bei speziellen Indikationen (z.B. um nach vorliegendem Risiko eine Behinderung festzustellen) auch später durchgeführt.[26]
Mit Hilfe einer Punktionsnadel werden durch die Bauchdecke der Frau ca. 10 ml Fruchtwasser entnommen; der Eingriff wird per Ultraschall überwacht.[27] Das entnommene Fruchtwasser enthält fetale Zellen der Mund- oder Blasenschleimhaut, des Harnleiters oder auch der Haut. Auf einem Nährboden werden vitale, teilungsfähige Zellen gezüchtet. Anhand dieser Zellkultur können Chromosomenfehler, Neuralrohrdefekte und auch das Geschlecht des Kindes festgestellt werden.[28]
Obwohl diese Methode am längsten in der Praxis angewendet wird (vor allem bei einer Altersindikation, also bei Frauen über 35 Jahren), hat sie neben des erhöhten Risikos einer Fehlgeburt (0,5%) eine sehr lange Auswertungsdauer, nämlich zwei bis drei Wochen.[29]

- Plazentazentese:
Die Punktion des Mutterkuchens wird erst ab der 20. SSW durchgeführt, da vor diesem Zeitpunkt die Plazenta (der Mutterkuchen) nicht punktionsfähig ist. Durch die Bauchdecke der Frau wird unter Ultraschallkontrolle eine Punktionsnadel bis zur Plazenta geführt und daraus Gewebe entnommen. Anhand dieser Gewebeprobe kann durch die Erstellung einer Zellkultur, die einige Tage dauert, eine Chromosomenanalyse durchgeführt werden.[30]
Diese Methode wird heute nur noch sehr selten angewendet, da die Untersuchung erst in einem späten Schwangerschaftsstadion durchgeführt werden kann (meistens nach einem durch Ultraschall festgestellten Wachstumsverzug des Kindes oder anderen Störungen, die auf eine Chromosomenanomalie schließen lassen - z.B. eine unnormale Menge an Fruchtwasser). Das Risiko einer Fehlgeburt liegt hier bei 0,5% - 1% .[31]

---

26 Vgl. Swientek, Christine: Was bringt die Pränatale Diagnostik? S.43/44.
27 Vgl. Swientek, Christine: Was bringt die Pränatale Diagnostik? S.43/44.
28 Vgl. ebenda. S.43/44.
29 Vgl. ebenda. S.43/44.
30 Vgl. ebenda. S.43/44.
31 Vgl. ebenda. S.44/45.

- Cordozentese:
Bei der Nabelschnurpunktion wird zwischen der 21. und 23. SSW unter
Ultraschallkontrolle aus der Nabelschnur Blut entnommen, das im Labor aufgrund der
im fetalen Blut enthaltenen Leukozyten (weiße Blutkörperchen) auf eine
Chromosomenanomalie hin untersucht werden kann.
Das Risiko für eine Fehlgeburt oder das Absterben des Kindes im Mutterleib liegt bei
ca. 2%. [32]
Die Dauer bis zum Ergebnis liegt bei einigen Tagen bis hin zu einer Woche. Wie
schon erwähnt werden Chromosomenfehler durch diese Methode untersucht. Aber
auch Infektionskrankheiten oder Schädigungen des Kindes durch Antikörper im Blut
der Mutter können erkannt werden. [33]

- Fetoskopie:
Die Fruchtwasserspiegelung wird ca. in der 22. SSW durchgeführt. Da die moderen
Medizin heute über die Ultraschalltechnik zur Betrachtung des Kindes verfügt, wird
die Fetoskopie nur noch bei Hinweisen auf wirklich schwere Fälle erblicher
Hautkrankheiten durchgeführt. Dazu werden aus dem unter Ultraschallkontrolle
entnommenen Fruchtwasser Hautproben des Kindes gewonnen und auf
Hautkrankheiten hin untersucht. Das Risiko einer Fehlgeburt bzw. das Absterben des
Kindes im Mutterleib liegt vage geschätzt bei ca. 2% - 3%, aber da diese Methode wie
schon erwähnt sehr selten durchgeführt wird, fehlen Erfahrungswerte, um das Risiko
genauer festzulegen. [34]

Anzumerken ist noch, daß die Untersuchungen mit geringerem Risiko für eine
Fehlgeburt auch ein nicht so sicheres Ergebnis liefern. Um also ein genaueres Ergebnis
zu bekommen, muß eine mit erhöhtem Risiko behaftete Untersuchung bevorzugt
werden. Aber ein 100% ig sicheres Ergebnis gibt es auch hier nicht. Das sollte auf
keinen Fall vergessen werden!

---

32 Vgl. Swientek, Christine: Was bringt die Pränatale Diagnostik. S.45.
33 Vgl. Bühler, Erika Prof. Dr. med./ Schaefer, Wiebke: Wird mein Baby gesund sein? S.50-53.
34 Vgl. Swientek, Christine: Was bringt die Pränatale Diagnostik? S.45/46.

2.3. Weitere zusätzliche Untersuchungen

Durch eine Blutentnahme kann neben dem AFP-Wert auch noch eine Reihe anderer Risiken festgestellt werden, die alle von der selben Basis kommen: den Infektionskrankheiten. Manchen Infekten kann vorgebeugt werden (z.b. durch eine Impfung vor der Schwangerschaft), manche können während der Schwangerschaft umgangen werden, wenn die Aufenthaltsorte der Erreger bekannt sind.

Hat sich eine schwangere Frau mit einem Virus infiziert, werden im Körper gegen diesen Virus Antikörper gebildet, die ihn bekämpfen sollen. Die Antikörper enthalten Teile des Virus in kleinsten Mengen, die durch den Blutkreislauf der Frau und über die Plazenta in den kindlichen Blutkreislauf gelangen. Somit ist das Kind infiziert, da es noch keine Antikörper als Abwehr gegen den Virus im Blut hat.

Anzumerken ist noch, daß zwischen zwei verschiedenen Antikörpern unterschieden wird:

IgM-Antiköper:
Sie sind während einer Infektion im Blut nachweisbar und verschwinden nach der Infektion wieder aus dem Blutkreislauf. Ist ein bestimmter Antikörpergrenzwert im Blut eines Menschen überschritten, liegt eine Infektion vor.[35]

IgG-Antikörper:
Sie sind nach einer Erstinfektion im Blut und bleiben auch dort; sie sind ein sicheres Anzeichen einer Immunität gegen einen Krankheitserreger.[36]

Folgende Infektionskrankheiten können eine kindliche Schädigung im Mutterleib hervorrufen:

- Röteln
Röteln gelten als harmlose Kinderkrankheit, die durch den Rubellavirus ausgelöst wird. Infiziert sich jedoch eine Schwangere mit diesem Virus, so kann das Kind ebenfalls erkranken. Ist das der Fall, so können Fehlbildungen, Augen- und Hörschäden, Herzfehler, Mangelerscheinungen und Mikrozephalie (ein zu kleiner Kopf) auftreten,die unter dem Begriff 'Rötelnembryopathie' zusammengefaßt werden.[37]

In Deutschland gehört ein Röteln-Immunstatustest der Schwangeren zur Mutterschaftsvorsorge. Dieser Test zeigt, ob die Schwangere bereits einmal mit dem Rubellavirus infiziert war (in diesem Fall sind Antikörper im Blut vorhanden). Erkrankt eine Frau während der Schwangerschaft an Röteln, gilt folgendes: je früher die Erkrankung in der Schwangerschaft auftritt, desto größer die die Gefahr, daß das Kind infiziert wurde und die oben beschriebenen Schäden aufweist. Der Nachweis

---

35 Vgl. Dietschi, Irène: Testfall Kind. S.54/56/58.
36 Vgl. ebenda. S.56.
37 Vgl. ebenda. S. 57/80.

dieser Schäden kann durch eine Nabelschnurpunktion erbracht werden. Durch das so gewonnene kindliche Blut können Antikörper nachgewiesen werden. Als einziges 'Gegenmittel' ist die Gabe von Rötelnimmunglobulin möglich, das Antikörper gegen Röteln enthält. Das Ziel ist, den Ausbruch bzw. den Verlauf der Krankheit bei der Schwangeren bzw. dem Kind zu unterbinden. Eine 'Geling-Garantie' gibt es jedoch nicht. Um sich vor Röteln zu schützen, wird jeder Frau empfohlen, sich schon im Kindesalter dagegen impfen zu lassen. Der Röteln-Impfstoff wurde 1969 erprobt, und schon einige Jahre später gehörte er zu den Grundimpfung (wie auch heute noch).[38]

- Toxoplasmose
Der Erreger der Toxoplasmose ist ein Parasit, der auf der ganzen Welt verbreitet ist. Im Gegensatz zu einem Virus muß bei einem Parasit ein Überträger vorhanden sein, der die Krankheitserreger in den menschlichen Organismus bringt. In diesem Fall ist die Hauskatze der Überträger der Krankheit, die aber auch durch rohes Fleisch übertragen werden kann. Der Krankheitsverlauf ist meistens unauffällig oder ähnelt dem einer Grippeinfektion. Nach einer Erstinfektion ist die betroffene Person gegen die Parasiten immun, d.h. eine zweite Infektion ist nicht möglich, da im Blut Antikörper gegen die Parasiten vorhanden sind, die während des ersten Krankheitsverlaufes gebildet worden sind.[39]
50% der Bevölkerung Mitteleuropas sind gegen Toxoplasmose immun. Die andere Hälfte, darunter 50% aller Frauen im gebärfähigen Alter, sind noch nie im Leben mit dem Toxoplasmoseerreger in Berührung gekommen. Infiziert sich eine Schwangere damit, liegt das Ansteckungsrisiko des Kindes bei 50 - 60% und steigt, wenn die Erkrankung in einem späteren Zeitpunkt der Schwangerschaft erfolgt. Doch wie erkennt ein/e ÄrztIn eine Infektion, wenn deren Verlauf nicht erkennbar oder mit dem einer Grippe ähnlich ist? Durch die Antikörper, die bei jeder Infektion im Blut der betroffenen Person gebildet werden. Ist also das Blut der Schwangeren voll von IgM-Antikörpern, so liegt eine Erstinfektion vor. Wird eine Frau rechtzeitig behandelt, steigen die Chancen, daß das Kind keine Schäden davonträgt. Die Behandlung sieht ein Medikament vor, daß die Übertragung der Erreger auf das Kind verhindern soll. Dies ist jedoch nur bis zur 15. SSW geeignet. In Kombination mit diesem Medikament wird ab der 16. SSW auch das Kind durch entsprechende Medikamente, die die Mutter einnimmt, gegen eine etwaige Infektion behandelt.[40]
Ist das Kind infiziert, treten bei ca. 10% der Kinder schwere Schäden auf. Der Rest der Kinder zeigt zum Zeitpunkt der Geburt keine Auffälligkeiten. Erst nach einigen Jahren können sich Spätfolgen der Infektion wie Netzhautentzündungen zeigen, die jedoch sehr gut behandelbar sind.[41]
Da im Gegensatz zu anderen europäischen Ländern wie z.B. Frankreich oder Österreich in Deutschland eine Toxoplasmose-Imunstatus-Untersuchung nicht im

---

38 Vgl. ebenda. S.55-58.
39 Vgl. ebenda. S.58/59.
40 Vgl. ebenda. S.59/60.
41 Vgl. ebenda. S.60.

Rahmen der Mutterschaftsvorsorge durchgeführt wird, sollte jede Schwangere sowohl den Umgang mit Katzen und Katzenhygiene als auch bestimmte Lebensmittel wie rohes Fleisch (in Form von Tartar oder blutiges, nicht ganz gares Fleisch wie Steak) und rohe pflanzliche Lebensmittel (Salat, Gemüse) meiden, die eventuell infiziert sein können.[42]

- Zytomegalie:

Zytomegalie ist die häufigste Infektionskrankheit, die während einer Schwangerschaft vorkommen kann. Das Zytomegalie-Virus gehört zur Gruppe der Herpes-Viren und ist in den Industriestaaten sehr verbreitet (ca. 60% der Bevölkerung tragen das Virus in sich). In den Entwicklungsländern liegt die Rate sogar bei 90%.[43]
Ähnlich wie bei Toxoplasmose läuft bei Erwachsenen die Infektion oftmals unbemerkt ab oder ist einer Grippe ähnlich. Das Virus selbst kann durch Körperflüssigkeiten wie Speichel, Urin, Sekrete, Sperma oder Blut übertragen werden. Aus diesem Grund können sich nicht nur Kinder im Mutterleib, sondern auch während der Geburt selbst anstecken.[44]
Ist ein Kind im Mutterleib mit dem Virus infiziert (dies kann durch einen Bluttest der Mutter auf IgM-Antikörper und eine Fruchtwasserpunktion abgeklärt werden), kann anhand einer Ultraschalluntersuchung nach Auffälligkeiten gesucht werden, z.B. die Unterentwicklung des Kopfes und der Hirnfunktionen (Mikrozephalie). Ebenfalls können schwere geistige Behinderungen, Hirnhautentzündungen und Entwicklungsrückstände auftreten. Harmloser sind dagegen Hör- und Sehstörungen, die erst einige Zeit nach der Geburt als Spätfolgen erkennbar sind.[45]
Eine Impfung gegen Zytomegalie ist zur Zeit nicht möglich, wird aber in den USA fieberhaft entwickelt. Ebenso ist eine Therapie des infizierten Kindes im Mutterleib nicht machbar. Die einzige Möglichkeit, einer Infektion vorzubeugen, ist das Meiden großer Menschenansammlungen (wie es auch bei Grippeepidemien empfohlen wird, da sich das Zytomegalievirus über Körperflüssigkeiten verbreitet, also auch z.B. durch niesen). Aber eine Garantie, sich auf diese Weise nicht anzustecken, gibt es nicht.[46]

- Windpocken:

Die Kinderkrankheit Windpocken, die durch sogenannte Varizellen (sie gehören zu den Herpesviren) ausgelöst werden, ist eine relativ harmlose Krankheit. Auch während der Schwangerschaft liegt das Risiko einer kindlichen Schädigung nach einer mütterlichen Erkrankung bei 1% bis zur 20. SSW; auch während der Geburt kann ein Kind infiziert werden. Aber in seltenen Fällen können Schäden auftreten (das sogenannte 'kongenitale Varizellensyndrom'), die sich in Seh- und Organschäden sowie einseitiger Unterentwicklung der Gliedmassen nach der Geburt äußern.

---

42 Vgl. ebenda. S.60/61.
43 Vgl. ebenda. S.61/80.
44 Vgl. ebenda. S.62/63.
45 Vgl. ebenda. S.63.
46 Vgl. ebenda. S.63.

Infizierte Frauen können bis zur 23. SSW mit einem Medikament behandelt werden, das den Krankheitsverlauf verkürzt und das kindliche Ansteckungsrisiko senkt. Mögliche kindliche Schäden werden nur durch nicht invasive Verfahren abgeklärt, da die Risiken der invasiven Verfahren in keinem Verhältnis zum Ansteckungsrisiko des Kindes stehen.[47]

- Ringelröteln:

Parvovirus B 19 ist der Erreger der Ringelröteln; er wurde 1975 zum ersten Mal entdeckt. Die Übertragung des Virus ist wie bei Röteln (durch Tröpfcheninfektion). Eine Erkrankung verläuft bei Erwachsenen ohne äußere Anzeichen einer Krankheit. Infiziert sich jedoch eine Schwangere erstmals mit dem Virus, kann er auch auf das Kind übergehen und zu schweren Schäden führen (bei ca. 10% aller Fälle). Es kann eine kindliche Blutarmut auftreten, die zu Wasseransammlungen im Gewebe und in den Körperhöhlen führt, was eine mögliche Todesursache im Mutterleib sein kann. Die Blutarmut jedoch kann, sobald sie erkannt wurde, durch eine Bluttransfusion über die Nabelschnur behoben werden. Um diese Blutarmut zu erkennen, wird nach einem auffälligen Ultraschallergebnis (z.B. zu viel Fruchtwasser) eine Fruchtwasserpunktion durchgeführt. Das Fruchtwasser wird sowohl auf IgM-Antikörper als auch auf den Anteil der kindlichen roten Blutkörperchen (den Hb-Wert) hin untersucht. Liegt dieser Hb-Wert unter einer bestimmten Grenze, liegt eine Blutarmut vor. Das betroffene Kind kann nach erfolgter Bluttransfusion mit hoher Wahrscheinlichkeit gesund zur Welt kommen.[48]

- HIV in der Schwangerschaft:

Das HI-Virus kann im Mutterleib, während der Geburt oder auch während des Stillens an das Kind weitergegeben werden. Ausschlaggebend ist die Viruskonzentration im Blut der Mutter: ist diese hoch, ist auch das Ansteckungsrisiko des Kindes hoch (ca. 20%). Weiß eine Schwangere von ihrer HIV-Infektion, kann sie mit dem Medikament 'Zidovudin' behandelt werden, das das kindliche Ansteckungsrisiko durch Hemmung der Vermehrung der Viren senkt. Ebenfalls sollte auf das Stillen verzichtet werden. Es darf jedoch in Deutschland keine Schwangere zum HIV-Test gezwungen und dieser Test darf auch nur mit Einwilligung der Schwangeren durchgeführt werden.[49]

---

47 Vgl. ebenda. S. 70/71.
48 Vgl. ebenda. S.71/72.
49 Vgl. ebenda. S.72/73/81.

3.Geschichtlicher Rückblick

Alle erwähnten Untersuchungsmethoden sind das Ergebnis einer Entwicklung, die sich über viele Jahrzehnte bzw. Jahrhunderte bis zum heutigen Tag vollzogen hat und auch jetzt noch nicht abgeschlossen ist, die niemals zu einem Ende kommen wird, da sich alles Lebendige immer weiterentwickelt. In diesem Kapitel werden nun diese Entwicklungsgeschichte und deren bedeutendste Vertreter betrachtet. Ferner wird aufgezeigt, wie während der Nazizeit in Deutschland mit behinderten und erbkranken Menschen umgegangen worden ist - als Mahnung für alle, die sich heute mit Pränataler Diagnostik beschäftigen.

3.1.Charles Darwin

Darwin wurde am 12. Februar 1809 in Shrewsbury/England geboren. Schon früh fühlte er sich der Natur verbunden, doch er sollte (wie sein erfolgreicher Vater) Arzt werden. Während des Medizinstudiums stellte sich immer mehr heraus, wie groß sein Interesse an der Natur wirklich war. Aus diesem Grund brach er dieses Studium ab und wurde von seinem Vater nach Cambridge geschickt, um dort Theologie zu studieren. Da zu dieser Zeit die führenden Naturwissenschaftler Priester waren, schien dieser Weg der naheliegendste zu sein. Darwin beendete sein Studium und hatte gleichzeitig viel über Naturwissenschaften gelernt. Am 27. Dezember 1831 lief Darwin mit dem Forschungsschiff 'Beagle' Richtung Südamerika aus. Während der knapp sechs Jahre dauernden Expedition beobachtete Darwin die Tier- und Pflanzenwelt. Bevor Darwin zu dieser Reise aufbrach, vertrat er wie alle Wissenschaftler dieser Zeit die Ansicht, daß sich die einzelnen Arten nicht veränderten. Nach seiner Reise und vor allem aufgrund seiner Beobachtungen entwickelte Darwin seine These, daß zum einen alle Arten eine gemeinsame Abstammung haben und zum anderen sich entwickeln, d.h. entsteht eine neue Art, ist dies nur eine Weiterentwicklung einer schon vorhandenen Art. Zu Anfang der Welt waren alle Gene - um diese Theorie bildlich zu erklären - in einem Genpool, einem Sammelbecken für alles Erbgut. Es existierte nur eine Art mit ein- und demselben Erbmaterial. Im Laufe der Zeit entwickelte sich aus dieser Art die Artenvielfalt, wie wir sie heute kennen.
Darwin gab den unsichtbaren Trägern des Erbgutes den Namen 'gemmulae' (= Keimchen). Er ging davon aus, daß jedes Lebewesen solche Keime in sich trägt und an die Nachfahren weitergibt. Diese Annahme wurde in den folgenden Jahren durch andere Wissenschaftler in verschiedenen Experimenten bestätigt.[50]
Darüber hinaus stellte Darwin die Theorie der natürlichen Selektion (= Auslese) auf. Sie besagt, daß nur die stärksten Vertreter einer Art überleben und ihr gesundes Erbgut weitergeben können.[51]

---

50 Vgl. Zankl, Heinrich: Genetik. S.11/12.
51 Vgl. Mayr, Ernst: ...und Darwin hat doch recht. S.118-121.

Darwin stellte insgesamt folgende fünf Theorien auf, die im Laufe der Jahre entweder anerkannt oder in Frage gestellt wurden:

- Theorie der Evolution

Der Grundgedanke ist, daß die Welt und alles Lebendige darin nicht starr ist, sondern vielmehr einer immer andauernden Veränderung unterliegt.[52]

- Theorie der gemeinsamen Abstammung

Diese Theorie wurde bereits genauer erklärt und läßt sich folgender Maßen zusammenfassen: alles Leben auf der Erde kann auf einen gemeinsamen Anfang zurückgeführt werden.[53]

- Theorie der Vervielfachung von Arten

Jede vorhandene Art entwickelt sich weiter, vervielfacht sich und läßt neue Arten entstehen. Auf diese Weise erklärte Darwin die Artenvielfalt der Erde.[54]

- Theorie des Gradualismus

Diese Theorie lehnt die plötzliche Veränderung der Arten ab, da diese nach Darwins Verständnis in mehreren Stufen abläuft, d.h. eine neue Art entwickelt sich nicht von heute auf morgen, sondern erst nach vielen kleinen Entwicklungsschritten im Laufe der Zeit.[55]

- Theorie der natürlichen Auslese

Darwin geht davon aus, daß nur die Nachkommen einer Art überleben, deren Erbgut besonders gut ist, da es an die zukünftigen Generationen weitergegeben werden soll.[56]

Diese Theorien veröffentlichte Darwin im Jahr 1859 unter dem Gesichtspunkt, daß die fünf Theorien nicht einzeln, sondern als eine komplexe Einheit gesehen werden müssen, was aber von den meisten Wissenschaftlern widerlegt wurde. Weiterhin zu bedenken war, daß diese Theorien die damalige Weltanschauung (den Glauben an eine unveränderliche Welt und an die biblische Schöpfungsgeschichte) bis ins Innerste ins Wanken brachten. [57]

---

52 Vgl. ebenda. S.58.
53 Vgl. ebenda. S.59.
54 Vgl. ebenda. S.59.
55 Vgl. ebenda. S.59.
56 Vgl. ebenda. S.59.
57 Vgl. ebenda. S.59/60.

Einige Jahre vor Veröffentlichung seiner Theorien heiratete Darwin 1839 seine Cousine Emma Wedgwood und zieht mit ihr von London nach Down in der Grafschaft Kent. Da Darwins Gesundheit bereits vor dem Umzug stark angegriffen war, tat ihm die ländliche Ruhe gut. Trotzdem erholte er sich nicht mehr und starb am 19. April 1882. Seine Krankheit ist bis heute nicht genau festzustellen, aber es handelte sich aller Wahrscheinlichkeit nach um ein Nervenleiden.[58]

Darwins Erkenntnisse sind indirekt die Basis der heutigen Vererbungslehre. Durch ihn wurden viele Wissenschaftler angeregt, weiter nach den Gesetzen des Lebens zu suchen.
Um einen weiteren solchen Forscher dreht sich der folgende Abschnitt.

3.2. Gregor Mendel

Die Wurzeln der heutigen Genetik sind in einem Klostergarten in Brünn in der Schweiz zu finden. Dort experimentierte der Geistliche Gregor Mendel (1822 - 1884) mit verschiedenfarbigen Erbsen und stellte ausgehend von seinen Versuchsergebnissen die heute noch gültigen Vererbungsregeln auf.[59]

- Uniformitätsgesetz
Dieses Gesetz geht davon aus, daß beim Kreuzen zweier Individuen (der P-Generation), die sich in nur einem reinerbigen (homozygotem) Merkmal voneinander unterscheiden, deren Nachkommen (die F1-Generation) nicht unterscheiden, also in jedem Merkmal gleich sind. Manche Merkmale fallen laut Mendel mehr ins Gewicht (sie sind dominant, das Merkmal ist sichtbar) als andere Merkmale (sie sind rezessiv, das Merkmal ist nicht sichtbar). In diesem Vererbungsgang gibt es auch Ausnahmen, nämlich wenn beide Merkmale weitergegeben werden. Mendel bezeichnet diese Fälle als intermediäre bzw. kodominante Vererbung.[60]
Beim Menschen stellt die Vererbung der Blutgruppen einen guten Beispielsfall dar. Ein Elternteil hat die Blutgruppe A, der andere die Blutgruppe B. Die Nachkommen dieser Eltern weisen sowohl das Merkmal der Mutter als auch des Vaters auf und haben nun die Blutgruppe AB.[61]

---

58 Vgl. ebenda. S.20/21.
59 Vgl. Zankl, Heinrich: Genetik. S.12/14.
60 Vgl. ebenda. S.16/17.
61 Vgl. ebenda. S.16/17.

- Spaltungsgesetz

Werden zwei mischerbige (heterozygote) F1-Nachkommen (die Nachkommen der Ausgangseltern) untereinander gekreuzt, treten die jeweiligen Merkmale wieder in der F2-Generation auf, und zwar in einem bestimmten Zahlenverhältnis. Handelt es sich um einen dominanten Erbgang, ist das Zahlenverhältnis 3:1. Dieses Verhältnis bezieht sich aber nur auf die sichtbaren Merkmale, den Phänotyp. Die Genotypen, also die Gene, die diese Merkmale tragen, teilen sich im Verhältnis 1:2:1 unter den Nachkommen auf. Beim rezessiven (dem intermediären bzw. kodominanten) Erbgang ist das Verhältnis beim Phänotyp und beim Genotyp das gleiche, nämlich 1:2:1.[62]

- Unabhängigkeitsgesetz

Diese Regel besagt, daß ein Merkmal auch von zwei verschiedenen Genen an die Nachkommen weitergegeben werden kann, und zwar von jedem der zwei Gene separat. Die einzige Voraussetzung ist, daß die beiden Gene nicht auf dem gleichen Chromosom liegen dürfen, da solche Gene normalerweise nur im 'Doppelpack', also gekoppelt, vererbt werden.[63]

Mendel veröffentlichte diese sensationellen Ergebnisse im Jahr 1866. Doch erst zu Anfang des 20. Jahrhunderts wurde seine Arbeit durch den niederländischen Botaniker Hugo de Vries bestätigt. Die Grundlage zur Verbreitung seiner Theorien war nun gegeben.[64]

Diese drei Vererbungsregeln stellen die Basis für alle weiteren Forschungen auf dem Gebiet der Genetik dar. Auf weitere Entdeckungen wie z.B. die der Gene, der Chromosomen und der DNS möchte ich nicht weiter eingehen, da ansonsten der Rahmen dieser Arbeit mehr als nur gesprengt werden würde. Die Grundlagen, die zum Verständnis der Pränatalen Untersuchungen notwendig sind, habe ich unter den Titeln **'Exkurs: Die Chromosomen des Menschen'** und **'Von der Nachkriegszeit bis heute'** zusammengefaßt.

Darwin und Mendel haben mit ihren Erkenntnissen die Tür zu einer bislang noch recht unerforschte Welt geöffnet. Bis zu diesem Zeitpunkt galten Menschen mit einer Behinderung als Außenseiter, im Mittelalter wurden sie sogar als vom Teufel besessen beschimpft und schlimmstenfalls umgebracht. Eine Krankheit (egal, ob es sich nun um eine Behinderung, Erbkrankheit oder eine alltägliche Krankheit handelte) stellte immer etwas bedrohliches, fremdes dar. Da sich fast keiner das Entstehen einer Krankheit erklären konnte, wurden Deutungen wie 'gottgewollt' oder 'Fluch' allgegenwärtig. Erst Wissenschaftler brachten Licht ins Dunkel. Sie entwirrten die

---

62 Vgl. ebenda. S.18.
63 Vgl. ebenda. S.18-20.
64 Vgl. ebenda. S.12.

bisher ungelösten Rätsel um den menschlichen Körper. So wie Leonardo da Vinci die bisher verborgenen Muskeln, Sehnen und Knochen des Körpers in seinen Zeichnungen für alle sichtbar machte, so lehrten Leute wie Darwin und Mendel der Menschheit, daß ein Körper nicht nur aus Haut, Muskeln und Knochen besteht, sondern daß sich das Leben aus winzig kleinen Teilchen, den Genen, entwickelt hat und immer weiterentwickeln wird. Auch die Erbkrankheiten und Behinderungen wurden mit der Zeit 'entmystifiziert', sie lassen sich nun mit logischen Naturgesetzen erklären und stellen nichts bedrohliches mehr dar.

Vor allem Darwin wurde im Laufe der Zeit wieder aufgegriffen. Seine Theorie der natürlichen Auslese wurde in einer Zeit propagiert, in der die Pränatale Diagnostik noch nicht zur Verfügung stand. Zu dieser Zeit (ich meine die Jahre zwischen 1933 und 1945) wurden wie noch nie zuvor in der Geschichte der Menschheit Behinderte, Andersgläubige und Nicht-Arier verfolgt und getötet. Hitler stellte sich über Gott und die Natur und wollte auf diese Art die von Darwin erwähnte natürliche Selektion durchführen. Dazu bediente er sich zum Teil des Sprachgutes, das auch Darwin benutzte (z.B. das Wort 'Selektion').

3.3.Die Zeit der Nationalsozialisten (1933 - 1945)

Ein besonders trauriges Kapitel im Umgang mit Erbkrankheiten und Behinderten in Deutschland stellt die Zeit zwischen 1933 und 1945 dar. Unmittelbar nach Hitlers Machtergreifung am 31. Januar 1933 wurde das politische Gedankengut der Nationalsozialisten in einem Gesetz verankert. Am 14. Juli 1933 erließ die NSDAP das 'Gesetz zur Verhütung erbkranken Nachwuchses', das sogar Zwangssterilisationen vorsah, wenn in einer Familie bereits Erbkrankheiten aufgetreten sind.[65]
Als ideologische Basis dienten sowohl die Theorie der natürlichen Selektion von Charles Darwin als auch die von Francis Galton 1883 eingeführte neue Wissenschaftsrichtung Eugenik. Diese besagt, daß durch das Isolieren schlechter Erbmerkmale das menschliche Erbgut deutlich verbessert werden könnte.[66] Hitler setzte diese Aussagen vor allem im Kampf gegen Behinderte und nicht-deutsche (nicht-arische) Rassen wie z.B. der Juden ein.
Während dieser Zeit standen drei erklärte Ziele auf dem Programm der NSDAP:

- das Euthanasie-Programm für 'unheilbar Kranke'[67]
- die direkte Ausmerzung unerwünschten Volkstums und unerwünschter Kranker durch eine sogenannte 'Sonderbehandlung'[68]
- experimentelle Vorarbeiten für Massensterilisationen[69]

Um dieses Ziel zu erreichen, wurden im ganzen Land die 'betroffenen' Personen mittels Fragebögen, die an Pflegeheime verschickt wurden, ausfindig gemacht. Diesem Fragebogen war ein Merkblatt beigelegt, das dem Pflegepersonal das Ausfüllen des Bogens erläuterte.
Aus dem Bericht einer Krankenschwester geht hervor, daß zumindest ein Teil des Pflegepersonales über das Euthanasieprogramm Hitlers in geheimen Versammlungen informiert worden ist. Da jeder auf diesen Treffen zum Stillschweigen über 'die Sache' vereidigt und dieser Eid unter Berufung auf die Todesstrafe eingefordert wurde,

---

65 Vgl. Mitscherlich, A./Mielke, F.: Medizin ohne Menschlichkeit. S.236.
66 Vgl. Kurmann, Margaretha/Wegener, Hildburg: Sichtwechsel. S.38.
67 Vgl. Mitscherlich, A./Mielke, F.: Medizin ohne Menschlichkeit. S.236.
68 Vgl. ebenda. S.236.
69 Vgl. ebenda. S.236.

blieben diese Verbrechen bis nach dem Krieg verborgen. Alle ausfindig gemachten
Behinderten (darunter auch Kinder) wurden in spezielle Lager gebracht. Dort wurden
die Behinderten flüchtig untersucht. Die meisten wurden schon kurz nach ihrer
Ankunft vergast oder durch Giftspritzen getötet. Laut dem Bericht der
Krankenschwester wurde dies so lange vollzogen, bis Deutschland am 8. Mai 1945
kapitulierte, also bis zum Kriegsende.[70]

Die 'Tötung unwürdigen Lebens' wollte Hitler hinter den Wirren des Zweiten
Weltkrieges verstecken. Doch durch Ungereimtheiten, die manchmal mit einer
Todesmitteilung an die Hinterbliebenen der Behinderten einher gingen, wurden die
Angehörigen stutzig. In einigen Fällen wurde eine Todesursache genannt, die
unmöglich war (z.B. akute Blinddarmentzündung, obwohl dieser bereits vor Jahren
entfernt worden war). Auch die Bevölkerung, die in der Nähe dieser Todeslager
wohnte, ahnte, was sich hinter den Mauern abspielte. Die qualmenden Schornsteine
der Krematorien waren Hinweis genug. Ab 1941 wurden in die Todesliste auch
'Staatsfeinde' wie Juden oder Ausländer (vor allem Polen) miteinbezogen. Die Lager,
die hauptsächlich in Westdeutschland zu finden waren, wurden nun nach Osten, z.B.
nach Polen, verlegt. Laut Karl Brandt, einem Arzt dieser Zeit, der nach dem Krieg
während der Nürnberger Ärzteprozesse wegen Verbrechen gegen die Menschlichkeit
zum Tode verurteilt wurde, starben bis 1941 ca. 60.000 Behinderte in den
Todeslagern.[71]

Diese Zeit ist bei den Überlebenden noch immer als schreckliche Erinnerung im
Bewußtsein verankert und wird auch für immer dort bleiben, um der Nachwelt von den
Greultaten der Nationalsozialisten zu berichten. In diesem Zusammenhang möchte ich
eine Gegenüberstellung der Ausdrücke der damaligen Zeit mit dem Wortschatz der
Pränataldiagnostik heute anführen. Damals wie heute stehen drei Faktoren im
Mittelpunkt der Diskussion:

- die öffentlichen Finanzen bzw. deren Einsparung[72]
- der Schutz der Familien vor psychischen Belastungen und anderen Problemen[73]
- das Leiden der behinderten Kinder vermeiden[74]

Vergleichen wir nun die heutigen Ausdrücke mit denen damals
(Kosteneinsparung, Familienschwierigkeiten, Gnadentod, Sterbehilfe), so läßt sich
ein unmittelbarer Zusammenhang erkennen.[75] Ich möchte den Ärzten und allen
Betroffenen, die mit Pränataler Diagnostik in Verbindung stehen, nicht vorwerfen,
gegen die Menschlichkeit zu handeln. Ich möchte auch auf keinen Fall die Frauen, die
sich nach einer Pränatalen Untersuchung gegen ein behindertes Kind und für eine

---

70 Vgl. ebenda. S.242/243.
71 Vgl. ebenda. S.236-299.
72 Vgl. Denger, Johannes: Plädoyer für das Leben. S.50/51.
73 Vgl. ebenda. S.50/51.
74 Vgl. ebenda. S.50/51.
75 Vgl. ebenda. S.50/51.

Abtreibung entscheiden, verurteilen. Was ich mit diesem Vergleich zeigen wollte, ist einzig und allein die Tatsache, daß damals wie heute die gleichen Argumente gegen Behinderte angeführt werden. Und schon allein aus diesem Grund wird deutlich, daß das Thema 'Pränatale Diagnostik' mit sehr viel Feingefühl sowohl auf Seiten der Ärzte als auch auf Seiten der betroffenen Frauen bzw. Eltern behandelt und angegangen werden sollte.

3.4. Von der Nachkriegszeit bis heute

Nach dem Ende des Krieges stand alle wissenschaftliche Forschung in Deutschland still. Erst nach dem Wiederaufbau der Industrien und dem Wirtschaftswunder in den 50er Jahren des 20. Jahrhunderts ging es mit Deutschland wieder bergauf. Das bemerkenswerteste Merkmal, das sich auch heute noch immer weiterentwickelt, ist die globale Zusammenarbeit der einzelnen Nationen. In Forschung und Technik können im 'Multimediazeitalter' sensationelle Entdeckungen erkannt werden, die von Forschungsteams, die über die ganze Welt verteilt leben und arbeiten, anhand von modernen Computern ausgetauscht und bearbeitet werden. Auch heute ist vieles noch nicht erforscht und bietet den Wissenschaftlern noch genug Raum zum Arbeiten. Ein kurzer Abriß der bisherigen genetischen Erkenntnisse schließt meinen geschichtlichen Rückblick.

Die moderne Genforschung entwickelte sich Ende der 60er Jahre des 20. Jahrhunderts mit der Entdeckung einiger Enzyme (Restriktionsendonukleasen), mit deren Hilfe der Strang der Erbinformationen (die DNS, englisch: DNA) an bestimmten Stellen aufgeschnitten werden kann. [76]

Die wohl wichtigste Entdeckung ist die schon erwähnte DNS (Desoxyribonukleinsäure), die als Speicher der genetischen Informationen bezeichnet werden kann.[77] Die DNS ist ein aufgedrehter Doppelstrang, der in der Wissenschaft als 'Doppelhelix' bezeichnet wird. An dieser Helix befinden sich Phosphorsäurereste und Moleküle des Desoxyribose-Zuckers. Ebenfalls an dieser Helix sind vier Basen zu finden: Adenin, Guanin, Cytosin und Thymin. Die Reihenfolge dieser Elemente bildet den sogenannten 'Genetischen Code', der bei jedem Lebewesen anders ist. Eine überaus wichtige Fähigkeit der Helix ist ihre Verdopplungsfähigkeit (Replikation). Während dieser Verdoppelung bricht die Helix an einem Teil auseinander, um durch die entsprechenden Basen an den Bruchstücken zu zwei exakten Kopien des Ursprungsstranges ergänzt zu werden.[78]

Die Grundlage für die heutigen Forschungen bildet die Erkenntnis, die in den 80er Jahren des 20. Jahrhunderts gewonnen wurde. Nun war es möglich, die Helix nicht nur aufzuschneiden, sondern auch aus Bruchstücken einer Helix mit Replikation eine gesamte DNS zu konstruieren, die alle Erbinformationen des jeweiligen Lebewesens enthält.[79]

In der Verbrechensbekämpfung wurden mit dieser Methode bereits einige Mörder verhaftet, die anhand kleinster Haarteilchen, die sie am Tatort verloren haben, überführt werden konnten.

Die erwähnten Vorgänge finden alle in den Zellen der Lebewesen statt. Jede dieser Zellen besitzt einen Zellkern, der wiederum eine DNS einschließt. Jede DNS ist ca. 2 Meter lang und beinhaltet ca. 80.000 Gene. Diese Gene enthalten alle

---

76 Vgl. Zankl, Heinrich: Genetik. S.85.
77 Vgl. ebenda. S.28.
78 Vgl. ebenda. S.28-30.
79 Vgl. ebenda. S.85.

Informationen, die ein Lebewesen ausmacht (z.B. Haarfarbe, Größe, Organanordnung ...). Durch eine spezielle Genanalyse kann jedes Lebewesen auf Abweichungen bezüglich des Erbmaterials hin untersucht werden. Durch eine Blutentnahme kann im Labor ein Karyogramm (ein unter dem Mikroskop sichtbar gemachter kompletter Chromosomensatz) erstellt werden, das auf Abweichungen hin untersucht wird (vgl. **Exkurs: Die Chromosomen des Menschen**).[80]

Die Pränatalen Untersuchungen selbst wurden vor noch nicht all zu langer Zeit entwickelt. Als erster angewandter Pränataler Test ist die Ultraschall-Untersuchung zu nennen (Ende der 60er Jahre des 20. Jahrhunderts). In Deutschland wurde diese Untersuchung 1979 als Schwangerschafts-Routine-Untersuchung anerkannt. Alle weiteren Testverfahren entwickelten sich in der ersten Hälfte der 70er Jahre des 20. Jahrhunderts und wurden durch die ständige Anwendung immer weiter verbessert.[81]

Abschließend möchte ich noch erwähnen, daß die fortschreitende Entwicklung der Genetik nicht ohne Folgen bleibt.

Um Mißbrauch zu verhindern, wurden in Deutschland 1990 sehr strenge Sicherheitsmaßnahmen im Umgang mit Genetik erlassen. Im Vergleich zu den USA (dort wurden solche Richtlinien schon viel früher, nämlich 1976 vorgeschrieben) dauerte es noch insgesamt 6 Jahre (bis 1996), bis in Deutschland ein entsprechendes Gesetz erlassen wurde.[82] Wichtigste Inhalte des Gesetzes sind die Sicherheitsvorkehrungen in den Forschungslabors und das Ausschließen aller Versuche mit gefährlichen Bakterien, die sich auch unter normalen Lebensbedingungen vermehren könnten (als Schutz für die Bevölkerung).

1991 wurde das Embryonenschutzgesetz erlassen. Es soll die Verwendung der neuen Erkenntnisse in Zusammenhang mit der menschlichen Fortpflanzung regeln. Die sehr strengen Vorschriften verbieten Versuche mit befruchteten Eizellen. Die Eizellen selbst dürfen nur dann künstlich befruchtet werden, wenn eine Schwangerschaft gewünscht wird. Darüber hinaus ist die Geschlechtswahl bei der Befruchtung gesetzlich verboten.

Der Vorteil dieser Gesetze liegt auf der Hand: es soll ein möglicher Mißbrauch verhindert werden. Andererseits empfinden die Wissenschaftler diese Vorschriften als Barriere, da ihre Forschungen in den Richtungen Diagnostik und Therapie von Erbkrankheiten auf diese Weise behindert werden.[83]

Im Dokumentarfilm 'Mörderische Diagnose' aus der Reihe Stationen des Bayerischen Fernsehens geht hervor, daß sich die meisten Ärzte und Forscher nicht an die bestehenden Gesetze halten. Da aber Verstöße schwer nachzuweisen sind bzw. fast alle Beteiligten Stillschweigen wahren, kann nichts oder nicht viel gegen illegale Handlungen unternommen werden.

---

80 Vgl. ebenda. S.28-36.
81 Vgl. Dietschi, Irène: Testfall Kind. S.22/110.
82 Vgl. Zankl, Heinrich: Genetik. S.86.
83 Vgl. ebenda. S.86-88.

Meiner Ansicht nach sind die erwähnten Gesetze jedoch nötig, um einen gewissen Respekt dem Leben gegenüber zu er-/behalten. Auch wenn durch die neuen Erkenntnisse Wunschkinder 'erzeugt' werden können, so wird oft vergessen, daß diese Errungenschaften ein sehr gewaltiger Eingriff in den Lauf der Natur sind. Was das für Folgen haben könnte, ist bei weitem nicht absehbar. Doch darüber mehr im Kapitel **'Was bringt die Zukunft?'**.

Trotz aller Bedenken gegenüber diesen neuen Entwicklungen darf eines nicht vergessen werden: mit den verbesserten und weiterentwickelten medizinischen Möglichkeiten können viele Menschenleben erhalten bzw. gerettet werden. Viele Menschen wären nicht oder nicht mehr am Leben, wenn die moderne Medizin ihnen nicht hätte helfen können.

4. Werdende Eltern und Pränatale Diagnostik

In diesem Kapitel wende ich mich nun den werdenden Eltern und deren Gefühlen zu. Warum entscheidet sich eine Frau/ein Paar für Pränatale Untersuchungen? Welche Erwartungen sind damit verknüpft? Und wie reagieren Betroffene, wenn das Kind behindert ist?
Alle diese Fragen werden in diesem Kapitel aufgegriffen und so weit wie möglich beantwortet.

4.1. Gründe für eine Pränatale Untersuchung

Jede Frau wird im Laufe ihrer Schwangerschaft (meistens schon von Beginn an) mit Pränatalen Untersuchungen konfrontiert. Schon der erste Ultraschall, der in vielen Fällen die Schwangerschaft erstmals feststellt, kann als Pränatale Untersuchung bezeichnet werden. In Deutschland sind mindestens drei Ultraschall-Untersuchungen vorgeschrieben, deren Ergebnis (Entwicklung des Kindes, Größe, Gewicht, Lage...) in den sogenannten Mutterpaß eingetragen wird. Darüber hinaus werden den Frauen ab einem bestimmten Lebensalter (in Deutschland ab 35 Jahren) bzw. bei einer zu erwartenden Risikoschwangerschaft aufgrund von Krankheiten (z.b. einer Allergie) weitere Untersuchungen empfohlen, die über die Gesundheit des Kindes Aufschluß geben sollen. Für diese Untersuchungen benötigt der Arzt das Einverständnis der Schwangeren, was er in den meisten Fällen ohne weiteres bekommt. Jede werdende Mutter will schließlich das beste für ihr Kind. Und hier liegen schon die drei wichtigsten, vielleicht auch die einzigen Gründe für Pränatale Untersuchungen vor:

- die Empfehlung des Arztes, der sich kaum eine Frau widersetzen will
- die Angst der Schwangeren bzw. deren Fürsorge um ihr ungeborenes Kind
- die betroffenen Eltern haben bereits ein behindertes Kind und wollen kein weiteres, behindertes Kind

Will eine Frau gegen den Rat des Arztes auf pränatale Untersuchungen verzichten, wird ihr diese Entscheidung oft nicht leicht gemacht. Viel zu groß ist der Druck von außen (z.B. von der Umwelt oder auch seitens des Arztes), der auf ihr lastet.
In wieweit die Pränatale Diagnostik zum Richter über Leben und Tod werden kann, möchte ich an dieser Stelle nicht beurteilen.

In der Dokumentation 'Mörderische Diagnose' aus der Sendereihe 'Stationen' des Bayerischen Fernsehens kommen Frauen zu Wort, die sich während ihrer Schwangerschaft bewußt für oder gegen Pränatale Untersuchungen entschieden haben. Es wird im Laufe der Sendung deutlich, daß viele Frauen schon vor den Untersuchungen von ihrem Arzt des Vertrauens aufgefordert wurden, im Fall einer Behinderung des Kindes einer Abtreibung zuzustimmen. Weiterhin wurde deutlich, daß die meisten Frauen sich (fast) keine Gedanken über die Untersuchungen und auch über die Folgen bzw. das Ergebnis machen. Der Grund dafür liegt nach Aussagen der Frauen bei der Umgangsweise der Ärzte mit Pränataler Diagnostik. Viele Ärzte gehen aus Sicht der Frauen davon aus, daß sich jede Schwangere pränatal untersuchen läßt. Die Pränatale Diagnostik erhält einen Routineschein, der im Fall einer kindlichen Behinderung nicht aufrecht erhalten werden kann. Viele Frauen willigen in die Untersuchungen ein, ohne sich darüber im Klaren zu sein, daß das Ergebnis auch positiv ausfallen kann (wenn das Kind behindert ist). Eine gezielte Aufklärung über Pränatale Diagnostik und deren Folgen ist wünschenswert. Das Thema 'Pränatale Diagnostik' könnte z.b. in den Biologieunterricht der höheren Klassen aller weiterführenden Schularten aufgenommen werden. Denn nur wer sich mit einem Thema bereits auseinandergesetzt hat, wer eine standhafte, eigene Meinung zu diesem Thema hat, der kann auch im 'Ernstfall' zu seiner Überzeugung stehen.

4.2.Der Umgang mit dem Ergebnis

Der nun folgende Abschnitt beschäftigt sich mit dem Fall, daß das werdende Kind behindert ist, die Eltern also ein positives Testergebnis erfahren. Der weitaus häufigere Fall eines gesunden Kindes (laut Statistik sind in einem Geburtenjahrgang ca. 0,6-0,8% aller Kinder geistig behindert[84], etwa 3% der Kinder sind in irgend einer Weise behindert[85]) tritt an dieser Stelle in den Hintergrund, da dieses Ergebnis für die Eltern keine außergewöhnliche Belastung darstellt, die eine Entscheidung fordert.

4.2.1.Bejahungsproblem und Krisenverarbeitung als Chance für Eltern behinderter Kinder

Erhalten werdende Eltern (vor oder nach der Geburt) die Nachricht, daß ihr Wunschkind behindert ist, wird bei ihnen eine emotionale Kettenreaktion ausgelöst, die sie vor ein unlösbares Problem stellt. Jeder der Partner durchläuft während dieser Zeit einen Prozeß, dessen Ergebnis entweder das Ja zum Kind oder aber die Ablehnung des Kindes ist.

Entscheiden sich die Eltern für ihr Kind, kann der zurückliegende Prozeß als Bejahungsprozeß (nach Paul Sporken) bezeichnet werden. Das Ziel ist die Annahme des Kindes wie es ist, auch mit Behinderung. Die Eltern erreichen dieses Ziel nach einer Reihe unterschiedlichster Gefühle und Stimmungen, die diesen Prozeß ausmachen. Die Psychiatrin und Sterbeforscherin Elisabeth Kübler-Ross vergleicht diesen Bejahungsprozeß mit dem Sterbeprozeß. In beiden Fällen stehen die Betroffenen vor einer Lebenskrise, für die es keine Lösung gibt. Sowohl ein Sterbender als auch die Eltern eines behinderten Kindes müssen mit dem Problem und der Gewißheit, nichts ändern zu können, leben.[86]

Bis die Bejahung des behinderten Kindes erreicht ist, durchlaufen die Eltern folgende Phasen:

- Phase 1: Leugnung

Diese Phase wird in die folgenden Zwischenphasen unterteilt:

- Zwischenphase 1: Unwissenheit

Die Eltern wissen noch nichts von einer Behinderung des Kindes und warten noch auf den Befund des Kinderarztes (nach der Geburt). Da diese Phase unter Umständen länger andauern kann, sollten sich schon jetzt fachlich geschulte Betreuer um die Eltern kümmern. Diese Betreuer begleiten die Eltern bestenfalls durch alle Höhen und Tiefen bis hin zur Bejahung des Kindes.

---

84 Vgl. Kriegl, Huberta: 'Behinderte' Familien? S.16.
85 Vgl. Swientek, Christine: Was bringt die Pränatale Diagnostik? S.35.
86 Vgl. Sporken, Paul: Eltern und ihr geistig behindertes Kind. S.18/19.

- Zwischenphase 2: Unsicherheit

Die Eltern und auch deren Umgebung spüren, daß mit ihrem Kind etwas nicht stimmt und verlangen nun Gewißheit. Die Begleiter der Eltern sollten in dieser Phase die Unsicherheit bzw. die Verunsicherung mit den Eltern teilen, aber die neuen Erkenntnisse über das Kind nicht vor den Eltern geheimhalten.[87]

- Zwischenphase 3: Implizite Leugnung

Die Ahnung der Eltern, daß mit ihrem Kind etwas nicht in Ordnung ist, wird immer stärker. Der springende Punkt dieser Phase ist aber, daß die Eltern nun versuchen, vor der Wahrheit zu fliehen oder diese einfach zu ignorieren. Die Begleiter der Eltern stehen vor sich wechselnden Voraussetzungen: entweder wissen die Eltern schon die Wahrheit über die Behinderung ihres Kindes und verdrängen diese (in diesem Fall sollten die Begleiter die Eltern langsam an die Tatsachen heranführen) oder aber stehen die Ergebnisse noch nicht fest (hier können die Begleiter den Eltern die quälende Unsicherheit etwas erleichtern, ohne aber den Blick auf eine mögliche Behinderung zu verlieren). Trotz allen Ängsten verlangen die Eltern nun auch vollste Aufklärung über den Zustand ihres Kindes.[88]

- Zwischenphase 4: Entdecken der Wahrheit bzw. Wahrheitsmitteilung

In dieser Phase muß grundsätzlich zwischen zwei Fällen unterschieden werden: entweder ist eine Behinderung beim Kind nach der Geburt so offensichtlich, daß selbst die Eltern nicht die Augen vor den Tatsachen verschließen können, oder aber die Behinderung kann nur durch einen Arzt nach der Geburt diagnostiziert werden. In beiden Fällen sollten die Eltern nicht von ihren Begleitern alleine gelassen werden. Darüber hinaus sollte immer ein Arzt weitere Hilfestellungen geben und für die Fragen der Eltern offen sein. Auf keinen Fall dürfen die Eltern mit der Wahrheit konfrontiert werden, wenn sie noch nicht aufnahmebereit sind. Trotzdem haben die Eltern vollstes Anrecht auf die ganze Wahrheit, ohne daß die Tatsachen 'schön geredet' werden. Eine mitgeteilte Wahrheit über die Behinderung ihres Kindes stellt für die Eltern das Ende eines langen, unsicheren Weges dar. Nun endlich haben sie Gewißheit und können gezielt nach Therapiemöglichkeiten suchen. Natürlich ist diese Reaktion ein wünschenswerter Fall, aber auch hoffnungslose Eltern können nun zumindest der Behinderung ihres Kindes 'einen Namen geben', da sie jetzt wissen, welche Behinderung vorliegt. Sie können Nachforschungen über die Behinderung anstellen und andere Betroffene befragen. Ein vertrauliches, offenes und zukunftsorientiertes Gespräch mit Fachleuten und Ärzten, das nichts beschönigt oder verzerrt darstellt, ist in dieser Phase unerläßlich.[89]

---

87 Vgl. ebenda. S.24-26.
88 Vgl. ebenda. S.26/27.
89 Vgl. ebenda. S.27-32.

- Zwischenphase 5: Explizite Leugnung

Die Eltern haben nun die unabwendbare Wahrheit über ihr Kind gehört und sind zutiefst betroffen darüber. So viele Wünsche, Hoffnungen und Erwartungen waren mit dem (gesunden) Kind verbunden. Jetzt, da die Fakten die Eltern fast zu erschlagen drohen, versuchen diese einen verzweifelten Ausbruch aus der Realität. Die Eltern befinden sich in einem Zwiespalt: zum einen ist an der harten Wahrheit nicht mehr zu rütteln, sie steht fest; zum anderen brauchen die Eltern noch Zeit, um die Tatsachen zu verstehen und zu akzeptieren. Und diese noch benötigte Zeit ist der Kernpunkt dieser Phase. Jeder Mensch, der eine schreckliche Wahrheit erfährt, die unabwendbar auf ihn zukommt (sei es nun eine schwere Krankheit, der Tod oder auch ein behindertes Kind), ist nicht sofort im Stande, diese Wahrheit sofort nach der Mitteilung als unabänderlich hinzunehmen. In diesem Chaos der Gefühle stellt die Begleitung durch Fachleute wie Ärzte oder Therapeuten einen wichtigen Anlaufpunkt für die Eltern dar, an den sie sich mit all ihren Fragen, Ängsten und Zweifeln wenden können.[90]

Die bisher genannten Phasen haben als Kernpunkt die ablehnende Haltung gegenüber der Wahrheit gemeinsam. Deshalb können sie als 'Phase 1: Leugnung' zusammengefaßt werden. Durch die verschiedenen Zwischenphasen wird deutlich, daß Leugnung sehr differenziert ablaufen kann, da die individuellen Gefühle der betroffenen Elternpaare der Phase 'Leugnung' den individuellen Charakter geben.[91]

- Phase 2: Auflehnung

Die Eltern kennen nun die volle Wahrheit über die Behinderung ihres Kindes und stellen die Frage, warum gerade ihr Kind behindert ist, wie die Behinderung entstanden ist und wer dafür verantwortlich ist. In vielen Fällen wird der Arzt zum Sündenbock abgestempelt, da diese Vertrauensperson, die doch eigentlich eine Hilfe darstellen sollte, auch nichts gegen die Behinderung unternehmen kann oder sie nicht verhindern konnte. Den Begleitern der Eltern stehen schwierige Zeiten bevor: einerseits wollen sie den Eltern helfen, die Situation anzunehmen; andererseits wissen die Begleiter, daß die Eltern Aggressionen und Schuldgefühle in sich tragen und ein Ventil brauchen, diese Gefühle herauszulassen. Nur wenn die Eltern diese Phase der Auflehnung voll durchlebt haben, ist ihnen auch eine Bejahung ihres Kindes möglich.[92]

---

90 Vgl. ebenda. S.33/34.
91 Vgl. ebenda. S.20.
92 Vgl. ebenda. S.35/36.

- Phase 3: Mit dem Schicksal verhandeln

Die letzte große Phase der Leugnung, die einer Bejahung noch vorangeht, ist das Verhandeln mit dem Schicksal. Die Eltern versuchen, durch das Wechseln von einem Arzt zum anderen (das sogenannte 'medical shopping'), die unabänderliche Wahrheit abzuwenden und hoffen, daß sich die bisherigen Ärzte alle getäuscht haben, was die Behinderung des Kindes betrifft. Die Betreuer der Eltern sollten dieses Suchen und letzte Aufbäumen der Eltern nicht unterbinden, aber zumindest sollten die Betreuer den Eltern immer wieder die Behinderung ihres Kindes erklären und ihnen mögliche Berührungsängste nehmen. Eine weitere Form der Verhandlung mit dem Schicksal ist je nach Religion der Eltern das Verhandeln mit Gott und den Heiligen (z.B. auch durch Wallfahrten oder durch die Anwendung von Wundermitteln wie gesegnetes Wasser). Fromme Eltern erhoffen sich dadurch meist eine Wunderheilung. Den Begleitern der Eltern bleibt in dieser Phase nur der Vermittlerposten zwischen den Eltern und der Realität übrig. Sie sollten sich aber nicht an den Verhandlungsformen der Eltern erheitern oder diese sogar ablehnen, da dieses Verhalten urmenschlich ist und die Eltern erst dadurch zu einer vollkommenen Bejahung ihres Kindes kommen.[93]

- Phase 4: Gram

Die Eltern erkennen nun die unabänderliche Wahrheit und sind zutiefst erschüttert darüber. Sie fallen sozusagen in ein schwarzes Loch. Die Eltern entdecken die Ausmaße der Behinderung, auch in Bezug auf die Zukunft ihres Kindes. Welche Chancen hat ein behindertes Kind in unserer Zeit? Wie lange können die Eltern für ihr Kind sorgen, bevor sie zu alt sind? Und was passiert dann mit ihrem Kind? All diese Fragen stürzen die Eltern in schwere Depressionen. Darüber hinaus suchen sie nun die Schuld für die Behinderung des Kindes bei sich selbst. Religiöse Eltern könnten das behinderte Kind als Strafe Gottes für alle ihre Sünden sehen. Sollte diese Sicht der Fall sein, ist es für die Eltern sehr schwer, ihr Kind ganz und gar anzunehmen, da ein Gefühl der Schuld bei ihnen haften bleiben könnte. Zwei Dinge sind in dieser Phase sehr wichtig, um die Eltern zur vollkommenen Bejahung ihres Kindes zu führen: die positiven Reaktionen der Umwelt (Nachbarn, Freunde, ...) auf das Kind und die gemeinsame Suche der Eltern mit den Begleitern nach einer einigermaßen annehmbaren Zukunft des Kindes. Diese gemeinsame Suche verhindert auch eine mögliche Abkapslung eines Elternteiles von der Umwelt, da jeder Beteiligte nun gefordert ist und aktiv an der Zukunft des Kindes mitarbeiten kann.[94]

---

93 Vgl. ebenda. S.36-39.
94 Vgl. ebenda. S.39/40.

- Phase 5: Bejahung

Die endgültige, verantwortungsbewußte Annahme des behinderten Kindes stellt den Abschluß eines langen Weges dar. Die Eltern sind aber selbst jetzt nicht vor Schuldgefühlen, Gewissensbissen und Depressionen sicher, da immer wieder im Laufe der Zeit Phasen auftauchen werden, in denen die Eltern besonders mit der Behinderung des Kindes konfrontiert werden (z.B. bei der Suche nach der richtigen Schule für das Kind und die damit verbundenen Zukunftsängste der Eltern). Bejahung heißt nicht, daß nie wieder Schwierigkeiten oder negative Gefühle auftreten werden. Der verantwortliche, reife Umgang der Eltern mit diesen Problemen und Gefühlen selbst stellt die Bejahung des behinderten Kindes dar.[95]
Diese Beschreibung der Phasen nach Paul Sporken, die zur Bejahung eines behinderten Kindes führen, sind in einer Zeit verfaßt worden, in der die Pränatale Diagnostik noch nicht in dem Umfang zur Verfügung stand, wie es heute der Fall ist. Deshalb richten sich diese Phasen überwiegend an die Zeit nach der Geburt eines behinderten Kindes. Die Frage 'Abtreibung oder Geburt?' stellt sich selten, da das Kind meistens schon auf der Welt ist. Meiner Ansicht nach gelten die Phasen des Bejahungsprozesses auch heute noch, nur liegt der Beginn des Prozesses nun in den meisten Fällen vor der Geburt. Diese Tatsache stellt aber für die Eltern eine große Chance dar, da sie nun ihr Leben auf das behinderte Kind ein-/umstellen und entsprechende Vorbereitungen treffen können (z.B. die Wohnung behindertengerecht einrichten).
Eine modernere Anschauung zur Bejahung stellt die Krisenverarbeitung nach Erika Schuchardt dar. Dieses Modell ist ergebnisoffen (läßt also sowohl Geburt oder Abtreibung zu) und entspricht mehr den Gegebenheiten der heutigen Zeit. Der Begriff 'Krise' kann auf sehr viele Schicksalsschläge (z.B. tödliche Krankheit, eigene Behinderung, behindertes Kind) angewandt werden. In der folgenden Darstellung gilt der Begriff 'Krise' ausschließlich für die Geburt eines behinderten Kindes.
Erika Schuchardt bezeichnet die einzelnen Phasen als Spiralphasen. Dadurch wird sie der Tatsache gerecht, daß auch ein Rückfall in eine bereits durchlebte, frühere Phase möglich ist.[96]
Darüber hinaus nimmt sie eine Grobeinteilung der Spiralphasen in Stadien vor.[97]
Diese Einteilung wird nach der Vorstellung der einzelnen Spiralphasen noch eingehender erklärt.

---

95 Vgl. ebenda. S.40-42.
96 Vgl. Schuchardt, Erika: Biographische Erfahrung und wissenschaftliche Theorie. Band 1. S.95.
97 Vgl. ebenda. S.113.

Die Krisenverarbeitung nach Erika Schuchardt wird in folgende Spiralphasen unterteilt:

- Spiralphase 1: Ungewißheit

Erhalten Eltern die Nachricht, daß ihr Kind behindert ist bzw. behindert sein wird, sind sie zuerst zutiefst bestürzt, geschockt und haben große Angst vor den Dingen, die jetzt auf sie zukommen, die sie aber noch nicht kennen (z.b. der Umgang mit dem behinderten Kind). Die meisten Eltern hatten noch nie im Leben Kontakt zu Behinderten und haben Berührungsängste. Darüber hinaus setzen die Eltern oft unbewußt ein erlerntes Verhaltensmuster ein und versuchen, die Tatsachen zu verdrängen, wollen sich gegen die Wahrheit wehren und blocken den Menschen gegenüber ab, die ihnen eigentlich helfen wollen. Diese implizite Leugnung kann mit der Frage **'Was ist eigentlich los...?'** auf einen Nenner gebracht werden.[98]

- Zwischenphase 1: Unsicherheit

Die Eltern erleben einen Zwiespalt: einerseits wollen sie nicht gleich schwarz sehen und pessimistisch sein, andererseits setzt die Umwelt der Eltern deutliche Zeichen, daß etwas nicht stimmt (diese Hinweise können von Ärzten oder Fachpersonal kommen). Gefühlsmäßig stellen sie die Eltern die Frage: **'Was soll das schon bedeuten...?'**.[99]

- Zwischenphase 2: Unsicherheit

Die Eltern kommen nun in eine Situation, in der die Anzeichen für eine Behinderung ihres Kindes so deutlich sind, daß sie ihre Zweifel, ob vielleicht doch etwas nicht in Ordnung ist, nicht mehr abstreiten können. Die Tatsache der Behinderung als solche kann aber noch nicht akzeptiert werden, viel mehr suchen die Eltern nach einer Erklärung für das sonderbare Verhalten der Umwelt. In dieser Phase gibt es oft eine Person, die die volle Wahrheit bereits kennt. Diese/r Wissende trägt eine sehr große Verantwortung und kann durch sein Verhalten entweder das Vertrauen oder auch das Mißtrauen der Eltern auch sich ziehen. Die Eltern selbst verteidigen in immer stärkerem Maß ihre Ansicht, daß alles in Ordnung ist, stellen sich aber immer öfter die Frage **'Hat das doch etwas zu bedeuten...?'**.[100]

---

98 Vgl. ebenda. S.98/99.
99 Vgl. ebenda. S.99.
100Vgl. ebenda. S.99/100.

- Zwischenphase 3: Unannehmbarkeit

Die Eltern wollen unter allen Umständen versuchen, die drohende Gewißheit, die wie ein Damoklesschwert über ihnen schwebt, abzuwenden, was in der Frage **'Das muß doch ein Irrtum sein...?'** deutlich wird. Sie sehen nur die Tatsachen, die ihre Zweifel an der Wahrheit unterstützen. Das, was sie verunsichert, wird einfach übersehen. Diese selektive Wahrnehmung soll die Eltern und deren Umwelt überzeugen, daß alles in Ordnung ist (hier liegt ein Rückfall in die Phase 'Unwissenheit' vor). Dieses kategorische Nicht-Sehen-Wollen ist der letzte Fluchtversuch vor der Wahrheit. Ist diese Phase von den Eltern durchlebt worden, steht der Wunsch nach der reinen Wahrheit an erster Stelle, die für die Eltern dann eine Art Erlösung von allen Zweifeln darstellt. Werden die Eltern in dieser Phase nicht begleitet, dauert die Wahrheitsfindung unter Umständen sehr lang. Eine Begleitung der Eltern schützt diese auch vor einem vorzeitigen Abbruch der Krisenverarbeitung, der für die Eltern in sozialer Isolation enden kann.[101]

- Spiralphase 2: Gewißheit

Die Frage der Eltern **'Ja, aber das kann ja gar nicht...?'** stellt eine verneinende Bejahung dar, die die Leugnung der ersten Phase fortsetzen will. Die Krise (also das behinderte Kind) wird rational, vom Verstand her, anerkannt, doch die Gefühle der Eltern lehnen die Wahrheit noch ab. Dieser Zwiespalt schafft einen Freiraum, in dem sich die Eltern erst einmal in Ruhe sammeln und ihre Gefühle ordnen können. In dieser sehr zerrissenen Situation sind Gespräche mit den Begleitern sehr wichtig und stellen eine wichtige Hilfe zur Klärung des Durcheinanders dar, aber die Eltern müssen diese Hilfe auch wirklich wollen. Auf jeden Fall darf ein Begleiter den Eltern nicht zu viel zumuten, nur so viel von der Wahrheit, soviel die Eltern zu diesem Zeitpunkt auch verkraften können.[102]

Diese ersten zwei Spiralphasen samt Zwischenphasen können als Eingangsstadium 1 bezeichnet werden. In diesen Phasen dominiert die kognitive Fremdsteuerung, d.h. die Eltern sollten in diesen sehr gefühlsbeladenen Phasen nicht allein gelassen werden, sondern von Helfern unterstützt und mit Blick auf die Realität begleitet werden. Die meisten betroffenen Eltern sind in diesen Anfangsphasen nicht in der Lage, klare Gedanken zu fassen und weiterführende Entscheidungen zu treffen. Deshalb ist die Begleitung durch Fachkräfte, denen die Eltern voll vertrauen, unersetzlich.[103]

---

101 Vgl. ebenda. S.100/101.
102 Vgl. ebenda. S.101/102.
103 Vgl. ebenda. S.112.

- Spiralphase 3: Aggression

Diese Phase wird von den Gefühlsausbrüchen der Eltern und der Frage **'Warum gerade ich...?'** dominiert. Die unabänderliche Wahrheit wird nun auch gefühlsmäßig angenommen, löst aber bei den Eltern eine Reihe von Aggressionen gegen alle möglichen Leute oder Dinge aus, die sich folgender Maßen äußern können:[104] als

⬜ Schuldgefühl gegen sich selbst[105]
⬜ Suicidversuch gegen sich selbst[106]
⬜ Todeswunsch gegen das behinderte Kind[107]
⬜ Lebensabsperrung gegen alle Menschen[108]
⬜ Anschuldigung gegen den Ehepartner[109]
⬜ Flucht vor der Wirklichkeit[110]
⬜ Fluch auf die Welt[111]
⬜ Zorn gegen Gott[112]

Da der Krisenauslöser (die Behinderung des Kindes) als solches nicht angegriffen werden kann, suchen sich die Eltern diese Ziele, um den Druck, unter dem sie stehen, abzulassen. Ohne einen Begleiter, der zwischen den Eltern und deren Umwelt vermittelnd eingreift, droht den Eltern eine Isolation durch Freunde und Bekannte, da diese mit den ausgelebten Aggressionen der betroffenen Eltern oft sehr wenig anfangen können und diese meistens falsch deuten. Werden andererseits diese Aggressionen nicht herausgelassen, können die Eltern in einen Zustand apathischer Resignation fallen, der eine Annahme des behinderten Kindes nicht oder nur bedingt möglich macht.[113]

---

104 Vgl. ebenda. S.102-104.
105 Vgl. ebenda. S.131.
106 Vgl. ebenda. S.133.
107 Vgl. ebenda. S.135.
108 Vgl. ebenda. S.137.
109 Vgl. ebenda. S.140.
110 Vgl. ebenda. S.142.
111 Vgl. ebenda. S.144.
112 Vgl. ebenda. S.145.
113 Vgl. ebenda. S.102-104.

- Spiralphase 4: Verhandlung

Die in den vorausgegangenen Phasen freigesetzten Kräfte, die aus den starken Gefühlen der Eltern erwachsen, wollen nun in die Tat umgesetzt werden (nach dem Motto: **'Wenn..., dann muß aber...?'**). Die Eltern möchten selbst handeln und ihr Schicksal bzw. das Schicksal ihres Kindes nicht den Ärzten überlassen. Da sie die Eltern dieses Kindes sind, fühlen sie sich auch für das Kind verantwortlich. Dieses letzte Aufbäumen vor der endgültigen Annahme des Unabwendbaren äußert sich entweder durch das Konsultieren verschiedener Ärzte (das sogenannte 'Ärzte-Warenhaus' oder auch 'medical shopping') oder durch die Beschreitung religiöser Wege (mit Wallfahrten, Hoffen auf ein Wunder bzw. Wunderheilung...). Dieses Suchen nach einem Ausweg aus einer hoffnungslosen Situation kann mit fehlender Begleitung für die Eltern sehr gefährlich werden, und zwar wenn sie in falsche Hände geraten und auf Betrüger hereinfallen, die ihre Lage ausnutzen, um so an schnell verdientes Geld zu kommen.[114]

- Spiralphase 5: Depression

Nach den gescheiterten Verhandlungen und kräftezehrenden Aktivitäten erreichen die Eltern nun einen Punkt, an dem sie die Augen nicht länger vor der Wahrheit verschließen können. Sie konzentrieren sich nun voll auf sich selbst und sind wie erstarrt. Sie haben keine Kraft mehr, dem Schicksal zu widersprechen (**'Wozu..., alles ist sinnlos...?'**). Das Nicht-Erreichen erleben die Eltern als persönliche Niederlage, für die sie selbst verantwortlich sind. In dieser Phase setzt die Trauerarbeit der Eltern ein. Sie erkennen jetzt, was sie verloren haben, nämlich ihr gesundes Wunschkind. Mit diesem Verlust gehen Gedanken und Gefühle einher, die Freunde, das Lebensziel oder den Selbstwert zu verlieren oder verlieren zu können. Diese Trauer über das bereits Verlorene und über das, was noch zu verlieren ist, äußert sich bei den Eltern als passiver Widerstand mit Tränen und Gefühlen der Trauer und des Verlustes. Andererseits öffnet die Trauerarbeit den Eltern die Tür zu einer neuen Welt ohne Wunschgedanken und falsche Hoffnungen. Die Eltern haben nun die große Chance, sich selbst zu finden und ihr Schicksal anzunehmen.[115]

Die Spiralphasen 3-5 können als Durchgangsstadium 2 zusammengefaßt werden. Allen drei Phasen haben die gefühlsmäßig ungesteuerte Dimension als Grundlage gemeinsam. Die Eltern sind von den auf sie einstürzenden Gefühlen so überwältigt, daß sie entweder gar nicht handeln können (vgl. Spiralphase 5: Depression) oder sie wollen sich die Verantwortung für ihr Kind nicht aus der Hand nehmen lassen und wollen selbst nach einem Ausweg suchen (vgl. Spiralphase 4: Verhandlung).[116]

114Vgl. ebenda. S.104/105.
115Vgl. ebenda. S.105/106.
116Vgl. ebenda. S.112.

- Spiralphase 6: Annahme

Die Eltern kommen an die Grenzen ihrer Kraft: sie haben in allen Richtungen nach Lösungen für die Krise gesucht und sind nirgends fündig geworden. Jetzt sind sie erschöpft, innerlich leer und ausgebrannt. Doch gerade in dieser Situation sind sie für das, was auf sie zukommt, offen (**'Ich erkenne erst jetzt...!'**). Jeder der Ehepartner merkt, daß er trotz der Belastungen er selbst geblieben ist und sein Wahrnehmungsvermögen alles um ihn herum registriert. Erst jetzt wird auch eine Zukunftsplanung mit dem behinderten Kind möglich. Die Eltern können nun mit ihrem behinderten Kind leben. Die Annahme als solche stellt zwar keinen hoffnungslosen Zustand mehr dar, aber trotzdem ist noch lange nicht alles in Ordnung. Die Eltern können mit ihrem Schicksal umgehen und damit leben, aber es wird immer wieder Tage geben, in denen die quälende Frage nach dem Warum aufkeimen wird.[117]

- Spiralphase 7: Aktivität

Die Kraft der Eltern, mit der sie ihr Leben mit einem behinderten Kind meistern, wird nun auch für Taten verwendet (**'Ich tue das ...!'**). Die Eltern stoßen immer wieder auf Ablehnung ihres Kindes und wollen dieses nicht akzeptieren. Sie führen jetzt ein selbstbestimmtes Leben in einer noch sehr behindertenfeindlichen Gesellschaft. Ihre eigenen Normen haben sich durch ihr behindertes Kind derart geändert, daß sie keinesfalls kampflos dieser Gesellschaft gegenübertreten werden. Nicht die Gesellschaft ändert sich, sondern die Betroffenen, die nach einer Reihe von gesammelten Lebenserfahrungen ein tiefes Verständnis für das Leben an sich in all seiner Vielfalt (auch mit Behinderung) entwickelt haben.[118]

- Spiralphase 8: Solidarität

Diese letzte Phase einer erfolgreichen Krisenverarbeitung, die nur selten erreicht wird, erweckt in den Eltern den Wunsch, ihre Erfahrungen weiterzugeben und in der Gesellschaft aktiv zu werden. Sie nehmen ihr behindertes Kind als Lebensaufgabe an (**'Wir handeln...!'**), in der sie Glück und Erfüllung finden. Dadurch kann soziale Integration und echte Selbstverwirklichung erreicht werden.
Die Eltern erkennen, daß jeder Mensch (egal, ob behindert oder nicht) ein unersetzlicher Teil der Gesellschaft ist und einen wertvollen Anteil zum Zusammenleben beisteuert.[119]

117Vgl. ebenda. S.107.
118Vgl. ebenda. S.108.
119Vgl. ebenda. S.109/110.

Die Spiralphasen 6-8 werden als Zielstadium 3 bezeichnet. Die Aktivität der Eltern und deren eigenes, gewolltes Handeln stehen im Mittelpunkt dieser Phasen. Sie sind nun in der Lage, mit der Krise zu leben und ihr Leben positiv auszurichten.[120]
Die einzelnen Phasen treten bei jedem Elternpaar verschieden auf, die beschriebenen Fragestellungen und Gefühle sind so individuell zu sehen wie die einzelnen Menschen selbst.

An dieser Stelle möchte ich folgendes anmerken:
In dem Dokumentarfilm 'Mörderische Diagnose' wird deutlich, daß in der Praxis viel zu wenig Zeit für den Prozeß der Bejahung und Annahme eines behinderten Kindes bleibt. In der Regel gehen Ärzte nach der Diagnose 'behindertes Kind' von einer Abtreibung aus und drängen die Frauen in das nächste Krankenhaus, ohne den Betroffenen genug Zeit zum Nachdenken und Abwägen zuzugestehen. Ich will nicht behaupten, daß in allen Frauenarztpraxen so gehandelt wird, aber die Erfahrungsberichte betroffener Frauen zeigen, daß solche Fälle keine Seltenheit sind.

120Vgl. ebenda. S.112.

4.2.2.Der §218 als gesetzliche Grundlage der Abtreibung in Theorie und Praxis

Das nun folgende Kapitel beschäftigt sich mit dem neu formulierten §218 und dem Umgang der Ärzte und betroffenen Frauen mit diesem Gesetz bzw. mit der Abtreibung als solches.

4.2.2.1.Erläuterungen zum §218

Der §218 wurde auf der Basis des Schwangeren- und Familienhilfeänderungsgesetzes (SFHÄndG) vom 29.6.1995 neu formuliert.[121]
In dieser neuen Fassung ist eine Abtreibung für alle Beteiligten (sowohl für Ärzte als auch für die betroffenen Frauen) strafbar. Diese Regelung sieht allerdings einige Ausnahmen vor. Liegt eine medizinische oder kriminologische Indikation vor, ist eine Abtreibung ohne vorherige Beratung und ohne zeitliche Frist möglich. Ein Schwangerschaftsabbruch kann also dann vorgenommen werden, wenn entweder das Leben der Mutter in Gefahr ist, die Mutter eine Fortsetzung der Schwangerschaft psychisch nicht verkraften kann oder die Schwangerschaft die Folge einer Vergewaltigung ist. Die bis dahin noch geltende embryopathische Indikation fällt weg, d.h. ein Kind darf nicht wegen einer Behinderung abgetrieben werden.[122]
In dem schon öfter erwähnten Dokumentarfilm 'Mörderische Diagnose' der Sendereihe 'Stationen' des Bayerischen Fernsehens wird deutlich, daß diese Regelung die Tatsache verdeckt, daß die nun weggefallene embryopathische Indikation in der medizinischen Indikation wieder auftaucht. Wird eine Behinderung des Kindes festgestellt, kann diese Tatsache eine unzumutbare Belastung für eine Frau darstellen. In diesem Fall ist eine Abtreibung straffrei und zu jedem Zeitpunkt der Schwangerschaft möglich (sogar bis kurz vor der Geburt).
Will eine Frau eine Abtreibung durchführen lassen, ohne daß eine der erwähnten Indikationen vorliegt, muß sie sich in einem Beratungsgespräch in einer nach dem Schwangerschaftskonfliktgesetz anerkannten Beratungsstelle über mögliche finanzielle Hilfen für Mutter und Kind und über mögliche Folgen des Abbruches beraten lassen. Nachdem sie ausdrücklich einen Abbruch verlangt hat, erhält sie einen Beratungsschein, den sie dem Arzt vorlegt, der den Eingriff vornehmen wird. Zwischen dem Beratungsgespräch und dem Abbruch müssen jedoch mindestens drei Tage liegen, zwischen Empfängnis und Abbruch dürfen höchstens 12 Wochen liegen. In diesem Fall ist eine Abtreibung zwar immer noch illegal, die beteiligten Personen bleiben jedoch straffrei.[123]
Das Beratungsgespräch selbst soll ergebnisoffen geführt werden, d.h. die Schwangere darf nicht zu einer Entscheidung gedrängt werden. Die Beratung soll aber das ungeborene Leben schützen und der Frau die Fortsetzung der Schwangerschaft vorschlagen. Außerdem sollen in einem Beratungsgespräch die Gründe der Frau für

---

121Vgl. Roth-Schlindwein, Constanze: Jugendlicher Leichtsinn. S.17.
122Vgl. ebenda. S.18.
123Vgl. ebenda. S.18/19.

eine Abtreibung deutlich werden. Letztenendes aber trifft die Schwangere selbst eine Entscheidung, die sie eigenverantwortlich tragen muß.[124]
Die Kosten für eine Abtreibung übernimmt bei einer vorliegenden Indikation die Krankenkasse. Im Fall einer Abtreibung nach erfolgter Beratung (in diesem Fall übernimmt die Krankenkasse die Kosten nicht) stehen in finanziellen Notlagen den betroffenen Frauen Beihilfen der Krankenkassen im Sinn des 'Gesetzes zur Hilfe für Frauen bei Schwangerschaftsabbrüchen in besonderen Fällen' zur Verfügung. Die Krankenkasse finanziert jedoch die Schwangerschaftsbetreuung mit ärztlicher Beratung im Fall eines Abbruches und die ärztliche Behandlung nach einem Abbruch bei auftretenden physischen Komplikationen.[125]

124Vgl. ebenda. S.18.
125Vgl. ebenda. S.20.

4.2.2.2. Der Schwangerschaftsabbruch in der Praxis

An dieser Stelle möchte ich das wohl grausamste Kapitel dieser Arbeit einbringen. Alle Aussagen beziehen sich auf den Dokumentarfilm 'Mörderische Diagnose'. Tritt der Fall ein, daß eine schwangere Frau erfahren hat, daß ihr Kind behindert ist und sie (aus welchem Grund auch immer) dieses Kind nicht behalten will und sich zu einer Abtreibung nach der medizinischen Indikation des §218 entschließt, weiß sie in der Regel nicht, was auf sie zukommt.

In vielen Fällen wird eine Frau in dieser Situation von ihrem Frauenarzt auf der Stelle in ein Krankenhaus überwiesen, in dem die Abtreibung vorgenommen werden soll. Da im Fall einer kindlichen Behinderung die Schwangerschaft meistens schon in einem fortgeschrittenen Stadion ist, fallen die herkömmlichen Methoden des Abbruches (z.B. das Absaugen des Kindes, die Curettage) weg. In der Praxis wird das Kind entweder durch eine Kaliumchloridspritze, die mitten in das schlagende Herz des Kindes gestochen wird (unter Ultraschall-Sicht), getötet, oder es wird durch die Gabe von Wehenmitteln die Geburt eingeleitet. Auf diese Art kommt das Kind in vielen Fällen als Totgeburt zur Welt, aber es sind auch Fälle bekannt, in denen das Kind noch gelebt hat.

Hier werden die betroffenen Ärzte vor ein Dilemma gestellt, das ich im Abschnitt **'Das Dilemma der Ärzte'** noch genauer beleuchten werde.

Will eine Frau trotz der Diagnose 'Behindertes Kind' die Schwangerschaft austragen, auch wenn das Kind nach der Geburt nicht lebensfähig ist, kann es vorkommen, daß manche Ärzte mit Unverständnis reagieren (wie das Beispiel einer Frau in dem Dokumentarfilm zeigt).

Eine Frau erfuhr, daß ihr Kind ohne Nieren zur Welt kommen würde. Da es für diese Fehlbildung noch keine Pränatale Therapie gibt, riet ihr Arzt zu einer Abtreibung. Das betroffene Ehepaar wollte das Kind aber austragen und als Hausgeburt zur Welt bringen. Der Arzt drohte sogar mit der Polizei, wenn die Frau sich nicht nach seiner Anweisung hin in ein Krankenhaus zur Abtreibung begeben würde. Zusammen mit ihrem Mann fand die Schwangere eine Hebamme, die auf Hausgeburten spezialisiert war. Das Kind kam ohne Komplikationen zur Welt und lebte etwa zwei Stunden im Kreis der Familie. Auf dies Art konnte jedes Familienmitglied (auch die Kinder) Abschied nehmen. Das tote Kind hat so seinen festen Platz in der Familie bekommen und konnte auf einem Friedhof begraben werden. Die Familie hatte dadurch einen Ort, an dem sie um das Kind trauern konnte.

Erschreckend ist darüber hinaus noch, daß die nach einer Abtreibung totgeborenen Kinder als Waren betrachtet werden.

Ihre Organe und Gewebe werden von der Industrie für Forschungszwecke verwendet. Bei diesen Totgeburten werden Teile des Oberschenkelmuskels und Herzblut abgenommen, um daraus Zellkulturen anzulegen, die der Erforschung der vorliegenden Behinderung dienen sollen.

Das bestehende 'Embryonenschutzgesetz' (vgl. **'Von der Nachkriegszeit bis heute'**) wird nicht beachtet. Die Kinder selbst können von den Eltern nicht begraben werden, da die Körper als Anschauungsobjekte der Forschung dienen.

Viele Politiker und Vertreter der Kirchen fordern eine Änderung des Abtreibungsrechts, z.B. die Wiedereinführung der 22-Wochen-Frist. Da aber die Entwicklung des §218 in seiner heutigen Form schon sehr schwierig war, will der Gesetzgeber nicht mehr daran rütteln.

4.2.2.3.Statistiken zum Thema 'Schwangerschaftsabbruch'

Der folgende Abschnitt befaßt sich mit Statistiken zu verschiedenen Fragestellungen zum Thema 'Schwangerschaftsabbruch'.

Die erste Befragung spiegelt die Einstellung der Bevölkerung in Deutschland gegenüber dem §218 wieder.[126]
Interessant ist die abweichende Meinung der Teile Ost und West. In Ostdeutschland wollen die deutliche Mehrheit aller Befragten (sowohl Frauen und Männer) die Fristenlösung; auch für die Freigabe der Abtreibung sind in Ostdeutschland noch mehr Befürworter zu finden als im Westen. In Westdeutschland dagegen schwanken die Meinungen zwischen der Fristenlösung, der Indikationslösung und der Abtreibung nach medizinischer bzw. eugenischer Indikation. Die Freigabe wird im Westen nicht so befürwortet, wie es im Osten der Fall ist. Das generelle Verbot ist sowohl im Westen als auch im Osten mit Skepsis aufgenommen worden.
Diese teilweise abweichende Einstellung kann ich mir damit erklären, daß bis zur einheitlichen Gestaltung des §218 im Jahr 1995 in den neuen Bundesländern die Fristenlösung als gesetzliche Grundlage der Abtreibung zugrunde gelegt war. Eine Abtreibung war somit bis zur 12. Schwangerschaftswoche erlaubt. In Westdeutschland dagegen galt bis zu diesem Zeitpunkt die Indikationslösung. Diese unterschiedlichen Modelle könnten eine Erklärung für die abweichenden Meinungen in Ost- und Westdeutschland sein.

Die nächste Statistik bietet einen Überblick über die Häufigkeit der Schwangerschaftsabbrüche in Europa pro Jahr.[127]
Laut einem Bericht der Vereinten Nationen werden weltweit pro Jahr 45 Millionen Schwangerschaftsabbrüche durchgeführt. Die Statistik zeigt, daß vor allem in Osteuropa verhältnismäßig viele Abtreibungen vorkommen. Der Grund dafür liegt vor allem an der schlechten Qualität der verwendeten Verhütungsmittel und den verschiedenen Einstellungen der einzelnen Kulturen gegenüber Sexualität, Verhütung und Abtreibung. Wird in einem Land (z.B. den Niederlanden, das deutlich weniger Abtreibungen vorzuweisen hat als die Länder Osteuropas) auf die Aufklärung der Jugend hinsichtlich Sexualität und Verhütung viel Wert gelegt, kann die Zahl der Abtreibung gesenkt werden.[128]

126Vgl. ebenda. S.55.
127Vgl. ebenda. S.28.
128Vgl. ebenda. S.27-29.

Die letzte Statistik gibt einen Überblick über die Gründe für eine Abtreibung.[129]
Die Mehrheit der Befragten nannte die finanzielle Situation als ausschlaggebend.
Dieser Tatsache kann (wie schon erwähnt) durch eine gute Beratung
entgegengekommen werden. Manche Frauen befinden sich noch in der Ausbildung
oder im Studium, wenn sie schwanger werden. Erfahren diese Frauen Hilfe von
Ämtern und Behörden, können vielleicht einige Abtreibungen verhindert werden. Die
Angst vor einem behinderten Kind steht an siebter Stelle. Diese Tatsache läßt sich
damit erklären, daß die meisten Kinder gesund zur Welt kommen und sich vielen
Paaren dieses Problem gar nicht stellt. Andere genannte Gründe sind z.B.
Partnerprobleme, die hohe Kinderzahl oder auch Probleme mit den Eltern (bei
Jugenlichen manchmal der Fall).[130]

129Vgl. ebenda. S.34.
130Vgl. ebenda. S.34/35.

4.2.2.4. Die psychischen Folgen einer Abtreibung

Die Entscheidung für eine Abtreibung fällt den meisten Frauen nicht leicht. Egal, aus welchem Grund sich eine Frau für einen Abbruch entschieden hat, die Folgen (physisch und psychisch) des Eingriffs treffen auf viele Frauen zu. Körperlichen Komplikationen treten nicht so häufig auf, die psychischen Reaktionen erlebt dagegen fast jede Frau nach einem Abbruch.

Peter Petersen spricht von vier Erlebnisschichten, die eine Frau nach einer Abtreibung durchlebt.[131]

□ **Normalpsychologische Bewältigung**
Der größte Teil der Frauen, die eine Abtreibung hinter sich haben, erleben diese ohne psychische Folgen und empfinden den Abbruch als Entlastung (ca. 40-60%).

Bei einem geringen Anteil der Frauen (4-10%) treten Depressionen auf, die sogar mehrere Jahre anhalten können.

Bei weiteren 10-27% der Frauen treten Depressionen in leichterer Form auf. Zu diesen Depressionen kommen Schuldgefühle, diverse Ängste (z.B. vor Strafen), Alpträume und Trauerreaktionen hinzu. Auf jeden Fall sollten mit diesen Symptomen von Psychologen betreut werden.[132]

□ **Durchbruch destruktiver Tiefenerlebnisse**
Das Auftreten alter Erfahrungen in Verbindung mit den Gefühlen der ersten Phase kann Ängste und Panik auslösen. Oft wird ein früher nicht verarbeiteter Haß (z.B. gegenüber Männern, der sich nun auf die Ärzte richtet, die die Abtreibung durchgeführt haben) wieder aufgedeckt.

Diese negativen Gefühle verfolgen die betroffenen Frauen bis in ihre Träume. Aber trotz aller Verwirrung, die die meisten Frauen empfinden, sollten diese Tiefenerlebnisse als Hinweise auf noch zu verarbeitende Schwachpunkte gesehen werden. Zusammen mit psychologisch geschulten Fachleuten kann jede Frau diese Gefühle verarbeiten oder zumindest den Umgang mit ihnen lernen.[133]

□ **Akzeptieren individueller Verantwortung und existentieller Wirklichkeit**
Diese Phase ist von dem vorangegangenen Chaos befreit. Nun wird jede betroffene Frau mit Klarheit über die Abtreibung und mit tiefer Trauer konfrontiert. Erst jetzt wird der Verlust des Kindes erkannt und löst den Prozeß der Trauerarbeit aus, der mit dem Prozeß der Krisenverarbeitung nach Erika Schuchardt gleichgesetzt werden kann.

Darüber hinaus kann eine betroffene Frau zu der Erkenntnis kommen, daß sie mit den Folgen der Abtreibung und dem Verlust des Kindes leben muß und dieses auch kann.[134]

---

131 Vgl. Denger, Johannes: Plädoyer für das Leben. S.104.
132 Vgl. ebenda. S.104/105.
133 Vgl. ebenda. S.106/107.
134 Vgl. ebenda. S.108/109.

□ **Beziehung zum toten Kind**

Viele Frauen suchen einige Zeit nach der Abtreibung den Kontakt zu ihrem toten Kind. Im fiktiven Gespräch zwischen Mutter und Kind schöpfen einige Frauen Kraft für die Zukunft. Dieser Kontakt zum Kind kann aber auch im Traum erfolgen und der Frau oftmals Antworten auf Lebensfragen geben (z.b. nach dem Lebenssinn).[135]

Im Dokumentarfilm 'Mörderische Diagnose' wird noch eine andere Tatsache erwähnt: viele Frauen werden oft ohne viel Bedenkzeit nach der Diagnose 'Behindertes Kind' von ihrem Arzt in eine Klinik zur Abtreibung überwiesen. Erst dort kommen die meisten Frauen zur Ruhe und können über alles nachdenken. Da die Frauen aber schon wehenfördernde Mittel bekommen haben, kann die frühzeitige Geburt, die das Kind nicht überlebt, nicht mehr gestoppt werden. Erst wenn die Wehen einsetzen, wird den meisten Frauen bewußt, daß sie ihr Kind nicht lebend sehen werden (das Kind sogar nicht lebend gebären werden). Doch in diesem Stadion ist alles zu spät, die Abtreibung nimmt ihren Lauf.

135Vgl. ebenda. S.109/110.

4.2.3.Das Dilemma der Ärzte

Dieser Abschnitt zeigt die Situation der Ärzte auf, die direkt an einer Abtreibung beteiligt sind. Die folgenden Ausführungen stützen sich alle auf den Dokumentarfilm 'Mörderische Diagnose'.

Willigt ein Arzt ein, eine Abtreibung vorzunehmen, kommt ein Vertrag zwischen den Eltern (bzw. der Mutter) und dem Arzt zustanden. Die Eltern haben Anspruch auf eine ärztliche Leistung, nämlich eine Abtreibung. Der Arzt verpflichtet sich zur Durchführung.

Da ein behindertes Kind ohne zeitliche Frist abgetrieben werden darf (in Folge der oft langen Wartezeit nach den Pränatalen Untersuchungen) werden behinderte Kinder durch die vorzeitige Einleitung der Geburt getötet. Da aber einige dieser Kinder bereits lebensfähig wären (etwa ab der 24. Schwangerschaftswoche), kann der Fall auftreten, daß ein totgeglaubtes Kind lebendig zur Welt kommt. In dieser Situation steht der Arzt vor einem großen Dilemma: einerseits hat er einen Vertrag mit den Eltern geschlossen, der ihn zur Tötung des Kindes verpflichtet. Auf der anderen Seite ist ein lebend geborenes Kind laut Gesetz ein Mensch, dem jeder Arzt (nach dem Hypokratischen Eid) zur Hilfe verpflichtet ist. Verletzt der Arzt seine vertraglichen Pflichten gegenüber den Eltern, so können diese den Arzt wegen Nichterfüllung verklagen.

Um diesen Problemen zu entkommen, werden die lebend geborenen Kinder von der Mutter getrennt (sie darf nichts von der Lebendgeburt erfahren) und in einen separaten Raum gebracht, in dem sie unter Beobachtung um ihr Leben ringen und schließlich sterben. In diesem Alter (ab der 24. Schwangerschaftswoche) sind 'normale' Frühgeburten lebensfähig und erhalten jede medizinische Unterstützung![136]

---

[136]Vgl. Swientek, Christine: Was bringt die Pränatale Diagnostik? S.133/134.

4.2.4. Eine alternative Sichtweise: die Anthroposophie

Nach all den Ausführungen zum Thema Abtreibung möchte ich abschließend eine
etwas andere Sichtweise vorstellen, die vielleicht betroffenen Eltern das Ja zu ihrem
behinderten Kind erleichtern kann: die Anthroposophie.
Der Begründer dieser Weltanschauung ist Rudolf Steiner (1861-1925). Das Ziel ist
die Steigerung des menschlichen Bewußtseins, um so die Zusammenhänge zwischen
der geistigen Welt und deren Wesen zu erkennen.[137]
Aus anthroposophischer Sicht hat jeder Mensch eine bestimmte Aufgabe in seinem
Leben zu erfüllen. Und jedes Kind sucht sich seine Eltern aus. Mit diesem Wissen fällt
es Eltern vielleicht leichter, ein behindertes Kind an- und aufzunehmen, da das Kind
selbst sich diese Eltern gewünscht hat und sie als stark genug ansieht, mit einem
behinderten Kind zu leben. Vom Standpunkt der Eltern aus kann die Frage gestellt
werden, welche Aufgabe ihr Kind in seinem Leben zu erfüllen hat. Sicher wird es sich
z.B. nicht um großen politischen Aufgaben handeln, aber vielleicht soll gerade dieses
Kind den Eltern bedingungslose Liebe lehren und ihr Leben bunter und reicher an
Gefühlen machen? Eine Abtreibung verhindert all das. Keiner wird je erfahren, welche
wundervolle Aufgabe ein abgetriebenes Kind erfüllen sollte. An dieser Stelle sind nicht
nur alle betroffenen Eltern, sondern jeder einzelne Mensch angesprochen. Denn jeder
Mensch auf dieser Welt leistet seinen Beitrag (egal in welcher Form) zum
Zusammenleben aller. Wird ein Mensch schon vor seiner Geburt daran gehindert,
seinen einzigartigen Beitrag zu leisten, wird jeder Einzelne auf der Welt ein Stückchen
ärmer. Aus dieser Sicht heraus fordert ein behindertes Kind uns alle auf, das Leben
jedes Menschen (behindert oder nicht) als unaustauschbar und heilig anzusehen.[138]
Und niemand auf der Welt kann garantieren, daß die heute noch nicht Behinderten
vielleicht schon morgen als Folge eines Unfalls z.B. querschnittsgelähmt sind. Selbst
wenn eines Tages alle behinderten Kinder der Abtreibung zum Opfer fallen würden,
gäbe es trotzdem noch Pflegefälle und Behinderte auf der Welt (wenn auch nicht mehr
in der vererbten Form). Jeder Mensch wird einmal alt und erfährt, daß der Körper
nicht mehr so 'funktioniert', wie es in der Jugend der Fall war. Viele alte Menschen
sind Pflegefälle und brauchen rund um die Uhr Hilfe. Sollen diese Menschen dann
konsequenterweise auch getötet werden, weil solch ein Leben für Außenstehende nicht
(mehr) lebenswert ist? Und was ist mit den vielen Unfallopfern? Ist deren Leben
lebenswert? Wer kann das schon beurteilen! Menschliches Zusammenleben ist immer
ein Miteinander aller, nicht das Nebeneinander vieler Individuen.[139]

---

137 Vgl. Martin, Thomas/Händl-Sagawe,Ursula: Neues großes Lexikon. CD-Rom.
138 Vgl. Denger, Johannes: Plädoyer für das Leben. S.135-152.
139 Vgl. Swientek, Christine: Was bringt die Pränatale Diagnostik? S.157-164.

5.Stellungnahmen

Dieses Kapitel verdeutlicht die Positionen verschiedener Institutionen und Vereine gegenüber dem Thema 'Pränatale Diagnostik'. Die Auswahl dieser Institutionen und Vereine liegt allein in meinem Ermessen und wurde auf Institutionen und Vereine beschränkt, die den Pränatalen Untersuchungen skeptisch gegenüberstehen, sie aber nicht vollkommen ablehnen.

5.1.Katholische Kirche

Die Katholische Kirche steht der Pränatalen Diagnostik grundsätzlich nicht ablehnend gegenüber, solange daraus nicht eine vorgeburtliche Selektion Behinderter wird. Durch Pränatale Untersuchungen kann Leben gerettet und Schäden vorgebeugt werden (aber nicht durch eine Abtreibung, sondern durch eine gezielte Therapie vor oder nach der Geburt). Diesen sehr positiven Möglichkeiten Pränataler Diagnostik steht die große Gefahr gegenüber, daß sich die Menschheit eines Tages als Herrscher über das Leben sieht und den Platz Gottes einnehmen will.

Die christliche Sicht, daß jedes Leben (behindert oder nicht) ein Geschenk Gottes und von Gott gewollt ist, verbietet jedem bekennenden Christen eine Abtreibung. Eine Abtreibung ist aus kirchlicher Sicht ein schweres Verbrechen, jeder Beteiligte lädt schwere Schuld auf sich. Als Grundlage dieser Aussage steht das Gebot 'Du sollst nicht töten'. Darüber hinaus darf sich niemand anmaßen zu entscheiden, welches Leben lebenswert ist und welches nicht.

Hat eine Frau (aus welchen Gründen auch immer) abgetrieben, wird sie dennoch nicht von der Kirche verstoßen, wenn sie ihr Handeln von ganzem Herzen bereut. Gott vergibt denen, die ihre Schuld in Verantwortung angenommen haben.

Um der Ansicht vorzubeugen, daß das werdende Kind noch kein Lebewesen ist, legt die Katholische Kirche (als allgemeine christliche Richtlinie) den Beginn des Lebens bei der Verschmelzung der Eizelle mit dem Spermium (also bei der Befruchtung) fest.

Um über das Thema 'Behinderung' und 'lebensunwertes Leben' zu informieren, veranstaltete die Katholische Kirche in Zusammenarbeit mit der Evangelischen Kirche eine 'Woche für das Leben' vom 01.06.- 07.06.1997. Während dieser Zeit fanden ökumenische Gottesdienste und Veranstaltungen statt, die über das sehr erfüllte Leben behinderter Menschen anschaulich berichteten.

Die Katholische Kirche ist ebenfalls in der Schwangerschaftsberatung aktiv (z.B. durch die Caritas), sie unterhält 270 der insgesamt 1700 Beratungsstellen bundesweit. Die momentan sehr unsichere und auch undurchsichtige Situation dieser Beratungsstellen löste eine Welle an Diskussionen unter den Gläubigen aus. Der vom Papst geforderte Ausstieg aus der Beratung und das Ausstellverbot der Beratungsscheine, die für eine Abtreibung notwendig sind, spalten die Kirchengemeinden. Die Übergangslösung bis Oktober 1999 schlägt einen Verbleib in der Beratung vor. Allerdings werden künftig die Beratungsscheine mit dem Zusatz versehen, daß eine Abtreibung mit diesem Schein nicht möglich ist. Allerdings findet dieser Zusatz laut Aussage der Ärztekammer in der Praxis keine Beachtung, d.h. will eine Frau, die einen solchen Beratungsschein besitzt, eine Abtreibung vornehmen lassen, wird diese auch durchgeführt.

Die Aussagen der Katholische Kirche stützen sich auf folgende Literatur:

▢ Arbeitsheft: 'Jedes Kind ist liebenswert. Leben anerkennen statt auswählen. Impulse für Praxis und Gottesdienst in der Woche für das Leben 01. - 07.06.1997. Eine Initiative der Katholischen und der Evangelischen Kirche.'

▢ Die Deutschen Bischöfe. 57. Menschenwürde und Menschenrechte von allem Anfang an. Zur ethischen Beurteilung der Abtreibung. Bonn. 26. September 1996.

▢ Evangelische Kirche in Deutschland (EKD): Gemeinsame Texte 11. Wieviel Wissen tut uns gut? Chancen und Risiken der voraussagenden Medizin. Hannover/Bonn. 1997.

▢ Deutsche Bischofskonferenz: Verlautbarung des Apostolischen Stuhls. 120. Enzyklika 'Evangelium vitae' von Papst Johannes Paul II an die Bischöfe, Priester und Diakone, die Ordensleute und Laien sowie an alle Menschen guten Willens über den Wert und die Unantastbarkeit des menschlichen Lebens. Bonn. 25. März 1995.

▢ Gespräch mit Kaplan W. Bauer, katholische Pfarrei Sankt Josef, Marktredwitz. 3. Dezember 1998.

▢ Artikel 'Verwirrung um den Brief aus Rom - Verbietet Vatikan Schwangeren-Beratung der Katholischen Kirche?' Frankenpost. 18. Juni 1999.

5.2. Evangelische Kirche

Die Evangelische Kirche empfiehlt nur in den Fällen Pränatale Untersuchungen, in denen eine erbliche Belastung (in Form einer Krankheit) vorliegt. Ist das Kind ebenfalls erkrankt oder behindert, liegt ein ethischer Konflikt vor, der nicht lösbar ist: entweder wird das behinderte Kind ausgetragen oder abgetrieben.
Eine Abtreibung ist jedoch nicht mit dem christlichen Glauben zu vereinbaren. Jedes Leben ist ein Geschenk Gottes und hat eine besondere Würde und seinen Ursprung in der Liebe Gottes. Daraus erwächst der Anspruch, daß jedes Leben, das auf die Welt kommt, in Liebe angenommen werden möchte.
Eine christliche Frau sollte darüber hinaus das Leid und die Last der Behinderung, die mit der Annahme des Kindes verbunden ist, verantwortlich auf sich nehmen. Die christliche Auffassung von Leid ist jedoch nicht negativ zu sehen, sondern als Chance, trotz erschwerter Lebensumstände das Leben in seiner ganzen Vielfalt zu genießen.
In den Beratungsstellen der Diakonie finden Schwangere in Konfliktsituationen Ansprechpartner und Hilfe.

Diese Aussagen basieren auf folgender Literatur:

Jedes Kind ist liebenswert. Leben annehmen statt auswählen. Impulse für Praxis und Gottesdienst. Woche für das Leben 01. - 07. 06.1997. Eine Initiative der Katholischen und der Evangelischen Kirche.

EKD Texte 11. Von der Würde werdenden Lebens. Hannover. November 1985.

EKD Texte 20. Zur Achtung vor dem Leben. Maßstäbe für Gentechnik und Fortpflanzungsmedizin. Hannover. November 1987.

EKD: Gemeinsame Texte 11. Wieviel Wissen tut uns gut? Chancen und Risiken der voraussagenden Medizin. Hannover/Bonn. 1997.

EKD Pressemitteilung: Woche für das Leben 01. - 07.06.1997. Landesbischof Dr. Klaus Engelhardt. Bonn. 16. Mai 1997.

5.3.Evangelische Frauenarbeit in Deutschland e.V.

Die Mitglieder der Evangelischen Frauenarbeit (nicht mit der Evangelischen Kirche zu verwechseln!) sehen die Hauptaufgabe der heutigen Pränatalen Diagnostik in der Feststellung nicht behebbarer Schäden. Aus diesem Grund wird ein verantwortlicher Umgang mit der Diagnostik gefordert, die nicht als Selektion Behinderter enden darf. Die heutige Situation stellt sich so dar, daß eine Frau keine freie Entscheidung nach den Pränatalen Untersuchungen treffen kann, da der gesellschaftliche Druck auf ihr so stark lastet, daß behinderte Kinder ohne viel Nachdenken abgetrieben werden. Das heute dominierende Menschenbild vom gesunden, attraktiven Menschen wird als Ziel aller Dinge gesehen. Behinderte stellen ein vermeidbares Leid dar, das sich niemand mehr auferlegen muß. Eine christlich geprägte Anschauung beugt dieser Schwangerschaft auf Probe vor und ermöglicht den Frauen trotz eines behinderten Kindes ein selbstverantwortliches Leben zu führen, ohne sich rechtfertigen zu müssen, dieses 'lebensunwerte' Leben in die Welt gesetzt zu haben.

Diese Aussagen basieren auf folgender Literatur:

◻ Faltblatt: Arbeitsgruppe 'Pränatale Diagnostik'. Evangelische Frauenarbeit in Deutschland. Probleme - Gründe - Informationen. Frankfurt/Main. 13.06.1991.

◻ Positionspapier zur Vorgeburtlichen Diagnostik. Evangelische Frauenarbeit in Deutschland e.V. Frankfurt/Main. 1992.

5.4. Bundesvereinigung Lebenshilfe

Die Bundesvereinigung Lebenshilfe vertritt die Interessen geistig Behinderter. Sie erkennt den Gewissenskonflikt, in den Frauen nach Pränatalen Untersuchungen kommen, wenn das Kind behindert ist und respektieren die individuelle Entscheidung der Frauen.

Die erklärte Grundposition geht davon aus, daß jeder Mensch einzigartig ist und jedes Leben den gleichen Schutz genießt. Menschliches Leben selbst beginnt mit der Zeugung. Die Würde des Menschen ist unantastbar und darf nicht in Frage gestellt werden. Diese Forderungen sind in der Verfassung der Bundesrepublik Deutschland verankert und gelten für alle Menschen.

Eine Behinderung wird als eine von vielen verschiedenen Arten menschlicher Daseinsformen gesehen und ist keine Krankheit.

Der Frage nach dem Sinn des Leides, das eine Behinderung bzw. ein behindertes Kind mit sich bringen, werden durch die Anschauung entkraftet, daß sowohl Glück als auch Leid zum Leben gehören und individuell erfahren und empfunden werden. Keiner kann beurteilen, welches Leben 'lebenswert' und welches 'lebensunwert' ist, da niemand 'aus seiner Haut' herauskann und nur sein eigenes Leben kennt und es als Maß aller Dinge sieht.

Die Bundesvereinigung Lebenshilfe stützt ihre Aussagen auf folgende Literatur:

⬜ Faltblatt 'Ethische Grundaussagen'. Bundesvereinigung Lebenshilfe. Marburg. 12. September 1990.

⬜ 'Ein Kind ist kein Schaden'. Leitartikel der Lebenshilfe-Zeitung. Nr. 1/19. Jg. Marburg. März 1998.

⬜ Stellungnahme von Klaus Lachwitz (stellv. Bundesgeschäftsführer). Marburg. Schreiben vom 02.12.1998.

5.5. Beratungsstelle cara e.v.

Der Name 'Cara' dieser Vereinigung stammt von einem nach einer Amniozentese zu Tode geborenen Mädchens und soll das Ringen um eine Entscheidung und die Zerrissenheit aufzeigen, in der sich viele Frauen nach Pränatalen Untersuchungen wiederfinden.

Die Initiative wird von Frauen getragen. Das Ziel ist die Infragestellung des gedankenlosen Umgangs und der routinemäßigen Anwendung der Pränatalen Diagnostik. Diese Diagnostik wird in der heutigen Zeit oftmals als selektive Diagnostik gesehen, in der gezielt nach Behinderungen gesucht wird.

Der gemeinnützige Verein, der vom Senator für Gesundheit in Bremen unterstützt wird, will betroffenen Frauen, aber auch allen anderen Menschen alternative Möglichkeiten darlegen. Erfahrene Hebammen können z.b. schwangere Frauen betreuen, wenn diese es wünschen. Darüber hinaus werden Informationen über Pränatale Diagnostik, Konfliktberatungen und Weitervermittlungen an Ärzte oder Hebammen angeboten.

Die Stellungnahme der Beratungsstelle cara e.V. basiert auf folgender Literatur:

◻ Faltblatt 'cara - Kritische Beratungsstelle zur vorgeburtlichen Diagnostik e.V.'. Bremen. o.J.

◻ 'cara e.V.'. Selbstverständnis - Informationen - Materialien - Adressen. Bremen. o.J.

5.6.Netzwerk gegen Selektion durch Pränataldiagnostik

Das Netzwerk besteht aus Beratenden, Gruppen, Institutionen (darunter auch cara e.v.) und interessierten Einzelpersonen, die alle das gleiche Ziel haben: die Pränatale Diagnostik zurückzudrängen und den natürlichen Umgang mit Schwangerschaft und Geburt zu fördern.

Die heutige Sichtweise 'Gesund Kinder sind machbar' schiebt einer Frau, die sich bewußt für ihr behindertes Kind entscheidet, die Rolle des Sündenbocks zu. Sie wird als unverantwortlich dargestellt, da sie dieses 'lebensunwerte' Leben zur Welt gebracht hat, obwohl doch in einem solchen Fall eine Abtreibung sehr leicht möglich ist. Die Gefahren der Pränatalen Diagnostik werden aber viel zu leicht übersehen. Viele schwangere Frauen geraten unvorbereitet in die Situation, in der sie sich für oder gegen ihr Kind entscheiden müssen. Letztenendes werden diese Frauen dann alleingelassen und müssen darüber hinaus auch noch die volle Verantwortung für ihr Handeln übernehmen, dessen volles Ausmaß meistens nicht absehbar war.

Das Netzwerk wehrt sich gegen diese Selektion Behinderter und gegen das heutige Kosten-Nutzen-Denken (d.h., nur die Menschen, die der Gesellschaft nützlich sind, dürfen geboren werden, der Rest wird abgetrieben). Das Netzwerk fordert in der 'Frankfurter Erklärung zur vorgeburtlichen Diagnostik' vom 9. September 1995 gleiches Lebensrecht für alle. Darüber hinaus wird eine Beratung gefordert, die nicht erst vor einer Abtreibung ansetzt, sondern schon vor Pränatalen Untersuchungen, die aber nicht unter Zwang durchgeführt werden dürfen. Jede Frau soll sich frei für oder gegen die Pränatalen Diagnostik entscheiden können und von geschulten Fachkräften begleitet werden.

Die Aussagen des Netzwerks basieren auf folgender Literatur:

◻ Kurmann, Margaretha/Wegener, Hildburg: Sichtwechsel. Schwangerschaft und Pränatale Diagnostik. Hrsg.: Netzwerk gegen Selektion durch Pränataldiagnostik. Düsseldorf. 1999.

◻ Kirchner-Asbrock, Ebba: Schwanger sein - ein Risiko? Informationen und Entscheidungshilfen zur vorgeburtlichen Diagnostik. Hrsg. Netzwerk gegen Selektion durch Pränataldiagnostik. Düsseldorf. 1998.

◻ Faltblatt: Netzwerk gegen Selektion durch Pränataldiagnostik (Frankfurter Erklärung zur vorgeburtlichen Diagnostik). Frankfurt/Main. 1995.

◻ Netzwerk gegen Selektion durch Pränataldiagnostik. Pressemitteilung. Hamburg. März 1999.

◻ Position des Netzwerk gegen Selektion durch Pränataldiagnostik zum selektiven Schwangerschaftsabbruch. Düsseldorf. März 1999.

▢ Offener Brief des Netzwerks gegen Selektion durch Pränataldiagnostik an die Bundesärztekammer zu den 'Richtlinien zur Pränatalen Diagnostik von Krankheiten und Krankheitsdispositionen'. Düsseldorf. 05.04.1999.

5.7.Bundesärztekammer

Aus Sicht der Bundesärztekammer bietet Pränatale Diagnostik jeder Schwangeren und jedem ungeborenen Kind eine Hilfestellung, da durch das frühzeitige Erkennen möglicher Krankheiten und Behinderungen schon im Mutterleib die notwendigen Therapien bzw. Behandlungen eingeleitet oder zumindest bis zur Geburt geplant werden können. Eine eugenische Zielsetzung wird abgewiesen, viel mehr steht das Heilen und Helfen im Vordergrund.

Wird jedoch nach den Pränatalen Untersuchungen eine Abtreibung gewünscht, kommen alle Beteiligten (sowohl die Schwangere als auch die betroffenen Ärzte) mit dem Tötungsverbot in Kontakt. Eine Abtreibung stellt das Ende eines nicht auflösbaren Konfliktes dar, was aber eine unvollkommene Bemühung ist, da das Kind stirbt. Diese Tatsache soll in die Beratung, die schon vor den Pränatalen Untersuchungen anfangen sollte, mit einbezogen werden.

Die Bundesärztekammer fordert darüber hinaus den gesetzlichen Schutz kranken und behinderten Lebens, da der neue §218 in der Praxis falsch ausgelegt wird (vgl. **'Erläuterungen zum §218'**). Damit einher geht die Forderung nach einer zeitlichen Begrenzung der Abtreibung (ab der Schwangerschaftswoche, ab der ein Kind lebensfähig wäre, darf nicht mehr abgetrieben werden). Diese Forderungen sollen jedoch aufgehoben werden, wenn das Leben der Mutter auf dem Spiel steht. In diesem Fall sollte eine Abtreibung zu jedem Zeitpunkt der Schwangerschaft möglich sein.

Die Bundesärztekammer stützt ihre Aussagen auf folgende Literatur:

Deutsches Ärzteblatt. Richtlinien zur Pränatalen Diagnostik von Krankheiten und Krankheitsdispositionen. Heft 50. Köln. 11. Dezember 1998.

Deutsches Ärzteblatt. Erklärung zum Schwangerschaftsabbruch nach Pränataldiagnostik. Heft 47. Köln. 20. November 1998.

5.8. Eigene Stellungnahme

Während der Arbeit an diesem Thema hat sich meine Meinung gegenüber Pränataler Diagnostik sehr viel deutlicher und fundierter gebildet, als es vorher der Fall war. Durch die verschiedenen Sichtweisen wurde mir klar, daß dieses Thema keine eindeutige Sichtweise zuläßt. Es kann allenfalls eine 'Ja, aber...'-Meinung sein, die von der persönlichen Grundhaltung des einzelnen abhängt.

Da ich eine vom christlichen Glauben geprägte Einstellung habe, stehe ich zwar nicht ablehnend, aber doch äußerst beunruhigt den Entwicklungen auf dem Gebiet 'Pränataldiagnostik' gegenüber. Solange die Heilung oder die Vorbereitung auf ein Leben mit einem behinderten Kind im Vordergrund stehen, kann ich die Pränatale Diagnostik akzeptieren. Sobald aber auch nur ein Ansatz von Selektion Behinderter zu erkennen ist, lehne ich diese Untersuchungen mit dem Verweis auf das Recht jeder Frau auf Nichtwissen ab. Mir persönlich ist es in einer solchen, durch Druck von Seiten der Ärzte und der Gesellschaft gekennzeichneten Situation, lieber, eine Schwangerschaft auszutragen, ohne zu fragen, ob das Kind denn in das momentan gültige Bild vom gesunden Menschen paßt.

Ich stelle mir oft die Frage, ob ich persönlich in der Lage wäre, ein behindertes Kind großzuziehen, 24 Stunden am Tag - 365 Tage im Jahr für dieses Kind da zu sein. Ich bin mir nicht sicher, ob ich dieser Anforderung gewachsen wäre, ich würde sie aber voll Vertrauen annehmen. Das folgende Zitat[140] ist die Quelle dieses Vertrauens:

> 'Gott lädt wohl Lasten auf uns, aber er trägt uns mitsamt dieser Last.'

Darüber hinaus schließe ich mich der Meinung an, daß eine Beratung schon vor den ersten Pränatalen Untersuchungen angeboten werden sollte. Denn das wichtigste ist, daß keine Frau in einer solchen Situation alleine gelassen werden darf. Vor allem darf sie auch nicht allein für ihre Entscheidung verantwortlich gemacht werden (egal, ob sie nun das Kind will oder eine Abtreibung wünscht). Eine Entscheidung, die jede einzelne Frau ihr Leben lang tragen und damit leben kann, darf nicht von ihr alleine und in extrem kurzer Zeit gefordert werden. Ihr muß genug Zeit zum Nachdenken und Informieren zugestanden werden, oder besser noch: die Informationen bekommt sie schon vor der Untersuchung, daß sie im Ernstfall nicht völlig ratlos und ahnungslos von den Ereignissen überrollt wird.

140Huber, Hans: Behindertes Leben oder verhindertes Leben? S.105.

6. Was bringt die Zukunft?

Dieses abschließende Kapitel soll einen Ausblick auf die Zukunft der Genetik und der Pränatalen Diagnostik geben. Der erste Teil ist ein Überblick über die Entwicklung der Diagnostik in nächster Zukunft, der zweite Teil ist nicht wissenschaftlich fundiert, sondern viel mehr eine persönliche Vision, wie eines fernen Tages das Thema 'Schwangerschaft' behandelt werden könnte - in Form eines Dialoges.

6.1.So sehen Fachleute (in) die Zukunft

Schon in den nächsten Jahren, Anfang des 21. Jahrhunderts, werden Wissenschaftler das gesamte menschliche Erbgut (die DNS) entschlüsselt haben. Viele, bis dahin noch nicht entdeckte Aufgaben der Gene, die nicht zu den unzähligen DNS-Abschnitten gehören, können dann erkannt werden. Der große Vorteil in dieser Entdeckung liegt darin, daß nun Krankheiten über eine Genanalyse erkannt werden können, deren jeweilige Anlagen auf den einzelnen Genen liegen. Wird also eine Genanalyse (z.B. bei Ungeborenen oder auch im späteren Leben) durchgeführt und festgestellt, daß ein Gen eine Veränderung aufweist, kann dieses Gen sozusagen repariert werden, da der richtige Aufbau jetzt bekannt ist und die Vervielfältigung der richtigen DNS-Abschnitte schon zur Routine geworden ist.[141]

Die Zukunft der genetischen Diagnostik (der Diagnostik von Krankheiten) bzw. der Pränatalen Diagnostik zeichnet sich dadurch aus, das noch mehr Erbkrankheiten feststellbar sind und diese nun auch therapierbar sind. Schon heute sind mehr als 100 Erbkrankheiten schon im frühembryonalen Zustand diagnostizierbar. Das Verfahren dazu heißt Prä-Implantations-Diagnostik (PID). Dabei werden dem Keimling, der sich noch nicht in die Gebärmutterschleimhaut eingenistet hat, Zellen entnommen und auf Krankheiten bzw. Abweichungen hin untersucht. Die Zellentnahme stört die Entwicklung des Kindes nicht, da sich in diesem Entwicklungsstadion die Zellen gegenseitig ersetzten können. In Deutschland ist dieses Verfahren allerdings durch das Embryonenschutzgesetz derzeit verboten.[142]

Der Nachweis fehlerhafter Gene ist auch bei Personen möglich, die nicht an der jeweiligen Krankheit leiden, also nur die Anlage für diese Krankheit besitzen, die Krankheit selbst bricht entweder im Laufe des Lebens aus oder/und wird an die eigenen Kinder wiederum als Anlage weitervererbt. Die Zukunft der Forschung sieht so aus, daß diese krankhaften Anlagen, die heute zwar erkennbar, aber nicht behandelbar sind (z.B. bei der Alzheimerschen Krankheit oder Chorea Huntington), in einigen Jahren therapierbar sind, das fehlerhafte Gen könnte z.B. durch die Prä-Implantations-Diagnostik erkannt und korrigiert werden.

Doch wie leben Menschen mit dem Wissen, daß eine Krankheit in ein paar Jahren bei ihnen ausbrechen kann, deren Anlage zwar erkennbar ist, es für die Krankheit aber keine Therapie gibt? Ist das Wissen, daß eines Tages eine Krankheit ausbrechen kann,

---

141Vgl. Zankl, Heinrich: Genetik. S.101.
142Vgl. ebenda. S.101/102.

ein Grund zur Abtreibung? Ist solch ein Leben, das über Jahrzehnte hinweg 'normal' verläuft, nicht lebenswert, weil irgendwann die Krankheit ausbrechen wird, die nicht behandelbar ist und nach vielen Jahren voller Qual mit dem Tod endet? Hier wird der dringende Bedarf nach Therapiemöglichkeiten deutlich. Bis jetzt wird Menschen mit diesen krankhaften Anlagen geraten, auf Kinder zu verzichten oder im Fall einer Schwangerschaft das Kind abtreiben zu lassen. Die Betroffenen selbst können nur auf eine Weiterentwicklung der Forschung in der Zukunft und auf verantwortungsvolle Gesetze hoffen, die einerseits die Forschung nicht behindern, andererseits aber auch einen Mißbrauch verhindern. Ein möglicher Mißbrauch liegt darin, daß zukünftig nicht nur krankhafte Gene veränderbar, sondern auch andere unerwünschte Merkmale (z.b. Größe, Gewicht, Haar- und Augenfarbe und das Geschlecht) vor der Geburt austauschbar sind.[143]

In einigen Ländern der Dritten Welt (z.b. in China oder Indien) werden nach den durchgeführten Pränatalen Untersuchungen, die unter anderem auch das Geschlecht bestimmt haben, viele weibliche Föten abgetrieben. In diesen Ländern sind zum einen die Pränatalen Tests sogar für die untersten Schichten erschwinglich, zum anderen gelten Frauen in diesen Ländern als benachteiligt, ihr Leben ist nicht lebenswert und wird daher abgetrieben, um späteres Leid (z.b. einen gewalttätigen Ehemann) zu verhindern. In Singapur wird eine selektive Tendenz deutlich: nur die besten Erbmerkmale werden für die Fortpflanzung verwendet, d.h. der Staat sucht die vielversprechendsten Männer und Frauen aus und führt sie zusammen. Ehepaare mit guter Bildung und vielen Kindern erhalten Steuervergünstigungen, Frauen aus den unteren Schichten werden zwangssterilisiert.[144]

---

143 Vgl. Zankl, Heinrich: Genetik. S.102-104.
144 Vgl. Arz de Falco, Andrea: Pränatale Diagnostik: Qualitätskontrolle für das werdende Leben. S.93-98.

6.2.Persönliche Vision zur Weiterentwicklung der Genetik

Wir befinden uns in einer nicht mehr all zu fernen Zukunft. Längst sind
Schwangerschaft und Geburt nicht mehr die natürlichsten Dinge der Welt. Nein, heute
will jedes Paar (oder jede Einzelperson) ein gesundes Kind, dessen Aussehen und
Charakter kein Zufall mehr ist, sondern in einem Beratungsgespräch festgelegt wurde.
Behinderungen und Erbkrankheiten gibt es nicht mehr, da diese 'Fehler' behebbar sind
bzw. schlechtes und krankes Erbgut berichtigt werden kann.

So könnte ein Beratungsgespräch in der Zukunft ablaufen:

Personen: - fachlich kompetente BeraterIn (mit B. abgekürzt)
                       - Elternpaar (M.=Mann, F.=Frau)

B.: Guten Tag. Wie kann ich Ihnen helfen?

F.: Wir wollen ein Kind planen. Sind wir da bei Ihnen richtig?

B.: Ja, da sind Sie vollkommen richtig. Haben Sie Ihre genetischen Analysen dabei?
Ohne die Analysen kann ein Gendefekt nicht ausgeschlossen werden.

M.: Ja, hier ist die Analyse meiner Frau und hier ist meine.

B.: (liest sich die Analysen durch) Sie haben beide mehrere Gene, die nicht besonders
gut sind. Hier z.B. die Allergie Ihre Frau, die auf diesem Gen liegt (deutet auf ein Gen
in der Analyse). Außerdem ist die Anlage zu einem niedrigen Intelligenzquotienten
gegeben. Wie Sie wissen, werden diese schlechten Anlagen weitervererbt, wenn sie
nicht korrigiert werden. Da Sie sich für eine Befruchtung im Reagenzglas mit
anschließender Genanalyse entschieden haben (wie die meisten Paare, denn wer will
denn heute noch das Kinderkriegen dem Zufall überlassen - bei den Möglichkeiten, die
wir heute haben), nun ja, in diesem Fall müssen wir Ihre Erbanlagen genau prüfen, um
mögliche Abweichungen des Kindes von Ihren Vorstellungen schon vor der
Einpflanzung der befruchteten Eizelle in die Gebärmutterschleimhaut beheben oder
ändern zu können. Wie soll nun Ihr Wunschkind aussehen? Welche Eigenschaften soll
es haben? Und vor allem: wollen Sie einen Jungen oder ein Mädchen?

M.: Also, ein Stammhalter wäre schon recht...

F.: Auf keinen Fall. Wir haben uns doch schon für ein Mädchen entschieden!

M.: Na ja, gut, dann nehmen wir jetzt halt als Anfang ein Mädchen. Aber das zweite
Kind wird ein Junge!!

F.: Meinetwegen. Erst ein Mädchen, dann ein Junge. Es ist doch schön, daß das heute alles so planbar ist!

B.: Sollen es Mehrlinge werden oder lieber ein Einzelkind?

M.: Also, darüber haben wir nicht nachgedacht. Können wir uns das wirklich aussuchen?

B.: Heutzutage ist alles möglich und alles machbar. Sie wünschen - wir produzieren - Sie gebären.

F.: Mir ist ein Einzelkind lieber. Wenn wir uns später noch eines anschaffen wollen, reicht das Geld gerade aus, aber bei drei Kindern wird es mehr als knapp. Die Ausbildung der Kinder muß ja auch finanziert werden.

M.: Wir nehmen das Einzelkind!

B.: Gut. (tippt die Daten in den Computer) Kommen wir zum Aussehen. Soll das Mädchen Ihnen beiden ähnlich sehen oder haben Sie spezielle Vorstellungen?

F.: Also, eine gewisse Ähnlichkeit soll schon da sein!

B.: Dann wird eine Mischung aus Ihren Erbanlagen an das Kind weitergegeben. (tippt die Daten in den Computer) Und nun zu den anderen Anlagen. Welchen Charakter soll das Mädchen haben?

M.: Auf keinen Fall soll sie gewalttätig oder kriminell sein. Ehrlich und hilfsbereit, lieb und nett, aber auch mit Durchsetzungsvermögen, so in die Richtung.

B.: Welchen Beruf soll sie später ausüben? Ich meine, wie hoch muß ihr Intelligenzquotient mindestens sein?

F.: Ich könnte sie mir als Ärztin oder Lehrerin vorstellen...

B.: In diesen Berufen sind die Zukunftschancen sehr schlecht. Die meisten Eltern wünschen sich diesen Werdegang für ihre Töchter. Wie wäre es denn mit einem technischen Berufsfeld? Computerfachleute sind immer noch sehr gefragt.

M.: Das sehe ich auch so. Meine Tochter hat als globale Kundenberaterin im Softwarebereich einen guten und sicheren Beruf.

B.: Dazu ist ein überdurchschnittlich hoher Intelligenzquotient sehr hilfreich. (tippt diese Daten in den Computer) Ich fasse ihre Wünsche noch mal zusammen:

Sie wünschen sich   - ein Mädchen
                          - Einzelkind
                          - die üblichen positiven Eigenschaften
                          - das Aussehen soll dem der Eltern (also Ihrem Aussehen)
                          entsprechen
                          - das Mädchen soll überdurchschnittlich intelligent sein

Unsere Wissenschaftler stellen für Sie diese Erbanlagen zusammen. Dazu benötigen sie nur noch eine Blutprobe, um Ihre Erbanlagen entsprechend zu korrigieren und die Krankheitsanlagen zu eliminieren. Die Befruchtung Ihrer Eizelle, die ja schon mit dem Sperma im Labor ist, und die Einpflanzung in die Gebärmutter übernimmt dann ein darauf spezialisierter Arzt. Die Rechnung wird Ihnen in ein paar Tagen zugeschickt. Da Sie ein denkbar schlechtes Erbgut haben, wird Ihnen Ihre Krankenkasse die Kosten voll erstatten.

Herzlichen Glückwunsch! Sie sind bald Eltern Ihres Wunschkindes.

7. Nachgedanken

Diese Arbeit hat das Thema 'Pränatale Diagnostik' aus einer sehr wichtigen Sichtweise betrachtet, nämlich aus dem ethischen Blickwinkel. Das Hinterfragen dessen, was langsam zur Routine wird, deckt Gefahrenquellen auf, die trotz des Fortschrittes auf dem Gebiet der Genetik eine große Gefahr für uns alle darstellen.
An vielen Stellen wird das Verlangen nach verantwortlichem Umgang mit den Methoden und dem oft belastenden Wissen deutlich.
Meiner Ansicht nach kann und darf die Weiterentwicklung der Genetik nicht gestoppt werden. In einigen Erfahrungsberichten wurde deutlich, daß Pränatale Diagnostik und die moderen Genetik Leben retten kann. Deshalb sollte auch nicht die Forderung nach Abschaffung oder gesetzlichen Verboten dieser Diagnostik im Vordergrund stehen.
Viel mehr ist an dieser Stelle jeder einzelne gefordert. Jeder Leser dieser Arbeit kennt nun die Nutzen und Gefahren der Pränataldiagnostik und kann seinen individuellen Beitrag dazu leisten, die Zukunft in Verantwortung anzunehmen.
Sicher wird es in einigen Jahrzehnten möglich sein, Krankheiten und Behinderungen schon von Geburt an zu verhindern (wie es in dem fiktiven Beratungsgespräch der Fall ist). Ob diese Möglichkeit auch in die Tat umgesetzt wird, ist fraglich. Die Menschheit stößt hier an eine Grenze, an die Frage: 'Ist alles erlaubt, was irgendwie machbar ist?' Die Grundaussage dieser Arbeit kann als Antwort auf diese Frage angesehen werden: 'Pränatale Diagnostik ist gut, solange sie dem Leben dient und nicht zur Selektion Behinderter wird!'
Das Menschenbild jedes einzelnen ist an dieser Stelle gefragt. Erst wenn Behinderte als gleichwertige Menschen mit den gleichen Rechten angesehen werden, erst dann erfüllt die Pränatale Diagnostik ihren ursprünglichen Zweck: sie heilt, wo es möglich ist - und berät und bereitet auf ein behindertes Kind vor, wenn keine Therapie möglich ist. Würde eines Tages allen Kranken und Behinderten das Lebensrecht abgesprochen werden, wäre diese unsere Welt um einiges ärmer, nämlich um die Erfahrung, daß auch unter schwierigen Lebensbedingungen großes geleistet werden kann (ganz spontan fällt mir dazu die Behindertenolympiade ein, bei der der olympische Gedanke 'Dabeisein ist alles' noch viel lebendiger ist als bei Wettkämpfen nichtbehinderter Sportler). Und: wer ist schon in seinem Leben vor Krankheiten oder Behinderungen sicher? Schon ein Unfall reicht aus, um einen Menschen lebenslänglich an den Rollstuhl zu ketten. Ist dieses Leben dann auch nicht mehr 'lebenswert'? Sollte dann konsequenterweise dieser Mensch nicht den Gnadentod sterben? Wie sähe dann unsere Welt aus?

Ein abschließendes Zitat[145] soll zum Weiterdenken anregen:

> 'Und das Leben durch Mühsal zu lieben,
> heißt mit dem innersten Geheimnis des
> Lebens vertraut zu sein.'
> Kahlil Gibran

145 Vgl. Kriegl, Huberta: 'Behinderte' Familien? S.7.

68

8. Literaturverzeichnis:

Arbeitsheft 'Jedes Kind ist liebenswert. Leben anerkennen statt auswählen. Impulse für Praxis und Gottesdienst in der Woche für das Leben 01. - 07.06.1997. Eine Initiative der Katholischen und der Evangelischen Kirche.'

Arz de Falco, Andrea: Pränatale Diagnostik: Qualitätskontrolle für das werdende Leben. Freiburg/Schweiz. 1991.

Bühler, Erika Prof. Dr. Med./Schaefer, Wiebke: Wird mein Baby gesund sein? Pränatale Diagnostik im Überblick - Methoden, Risiken, Konsequenzen. Kreuz Verlag. Zürich. 1997.

Bundesvereinigung Lebenshilfe: Fachzeitschrift 'Geistige Behinderung'. Marburg. Ausgabe 4/98.

ebenda. 'Ethische Grundaussagen'. Marburg. 12. September 1990.

ebenda. Leitartikel 'Ein Kind ist kein Schaden' der Lebenshilfe-Zeitung. Nr. 1/19. Jg. Marburg. März 1998.

cara e.V.: 'cara - Kritische Beratungsstelle zur vorgeburtlichen Diagnostik e.V.' Bremen. o.J.

ebenda. 'Selbstverständnis - Informationen - Materialien - Adressen.' Bremen. o.J.

Denger, Johannes (Hrsg.): Plädoyer für das Leben. Pränatale Diagnostik als gesellschaftliche Herausforderung. Verlag freies Geistesleben. Stuttgart. 1994.

Deutsche Bischofskonferenz: Verlautbarung des Apostolischen Stuhls. 120. Enzyklika 'Evangelium vitae' von Papst Johannes Paul II an die Bischöfe, Priester und Diakone, die Ordensleute und Laien sowie an alle Menschen guten Willens über den Wert und die Unantastbarkeit des menschlichen Lebens. Bonn. 25. März 1995.

Deutsches Ärzteblatt. Richtlinien zur Pränatalen Diagnostik von Krankheiten und Krankheitsdispositionen. Heft 50. Köln. 11. Dezember 1998.

ebenda. Erklärung zum Schwangerschaftsabbruch nach Pränataldiagnostik. Heft 47. Köln. 20. November 1998.

Die Deutschen Bischöfe: 57. Menschenwürde und Menschenrechte von allem Anfang an. Zur ethischen Beurteilung der Abtreibung. Bonn. 26. September 1996.

Dietschi, Irène: Testfall Kind. Das Dilemma der Pränatalen Diagnostik. Werd Verlag. Zürich. 1998.

Engelhardt, Klaus Dr. (Landesbischof): Pressemitteilung der Evangelischen Kirche in Deutschland (EKD) zur 'Woche für das Leben 01. - 07.06.1997'. Bonn. 16. Mai 1997.

Evangelische Frauenarbeit in Deutschland e.V. Arbeitsgruppe 'Pränatale Diagnostik. Probleme - Gründe - Informationen.' Frankfurt/Main. 13.06.1991.

ebenda. Positionspapier zur Vorgeburtlichen Diagnostik. Frankfurt/Main. 1992.

Evangelische Kirche in Deutschland: Gemeinsame Texte 11. Wieviel Wissen tut uns gut? Chancen und Risiken der voraussagenden Medizin. Gemeinsames Wort der Deutschen Bischofskonferenz und des Rates der Evangelischen Kirche in Deutschland zur Woche für das Leben 1997. Hannover/Bonn. 1997.

ebenda. EKD Texte 11. Von der Würde werdenden Lebens. Hannover. November 1985.

ebenda. EKD Texte 20. Zur Achtung vor dem Leben. Maßstäbe für Gentechnik und Fortpflanzungsmedizin. Hannover. November 1987.

Frankenpost - Artikel: 'Verwirrung um Brief aus Rom - Verbietet Vatikan Schwangeren-Beratung der katholischen Kirche?' Hof. 18. Juni 1999.

Gespräch mit Kaplan W. Bauer, katholische Pfarrei Sankt Josef, Marktredwitz, über das Thema 'Pränatale Diagnostik aus der Sicht der Katholischen Kirche' am 3. Dezember 1998.

Huber, Hans: Behindertes Leben oder verhindertes Leben? Pränatale Diagnostik als Herausforderung. Verlag Christian Kind et al. Bern/Göttingen/Toronto/Seattle. 1993.

Kirchner-Asbrock, Ebba: Schwanger sein - ein Risiko? Informationen und Entscheidungshilfen zur vorgeburtlichen Diagnostik. Hrsg.: Netzwerk gegen Selektion durch Pränataldiagnostik. Düsseldorf. 1998.

Kriegl, Huberta: 'Behinderte' Familien? aus der Reihe: Kinder besser verstehen. J. und V. Schulbuchverlag. Wien. 1993.

Kurmann, Margaretha/Wegener, Hildburg: Sichtwechsel. Schwangerschaft und Pränatale Diagnostik. Hrsg.: Netzwerk gegen Selektion durch Pränataldiagnostik. Düsseldorf. 1999.

70

Lachwitz, Klaus (stellv. Bundesgeschäftsführer der Bundesvereinigung
Lebenshilfe): Stellungnahme zum Thema 'Pränatale Diagnostik'. Marburg.
Schreiben vom 02.12.1998.

Martin, Thomas/Händl-Sagawe,Ursula (Redaktion): Neues großes Lexikon.
CD-Rom. Compact Verlag. München. 1995.

Matthies, Silvia: Mörderische Diagnose. Tötung behinderter Kinder bis zur Geburt.
Dokumentarfilm aus der Sendereihe 'Stationen' des Bayerischen Fernsehens.
Sendetermin: 13.04.1999. 19.30 Uhr - 20.15 Uhr. Bayerisches Fernsehen.

Mayr, Ernst: ...und Darwin hat doch recht. Charles Darwin, seine Lehre und die
moderne Evolutionstheorie. Serie Piper. München/Zürich. 1994.

Mitscherlich, Alexander/Mielke, Fred (Hrsg.): Medizin ohne Menschlichkeit.
Dokumente des Nürnberger Ärzteprozesses. Fischer Taschenbuch Verlag.
Frankfurt/Main. 1995.

Netzwerk gegen Selektion durch Pränataldiagnostik: Frankfurter Erklärung zur
Vorgeburtlichen Diagnostik. Frankfurt/Main. 1995.

ebenda. Pressemitteilung. Hamburg. März 1999.

ebenda. Position des Netzwerks zum selektiven Schwangerschaftsabbruch.
Düsseldorf. März 1999.

ebenda. Offener Brief des Netzwerks an die Bundesärztekammer zu den 'Richtlinien
zur Pränatalen Diagnostik von Krankheiten und Krankheitsdispositionen'.
Düsseldorf. 05.04.1999.

Pro Familia: Broschüre 'Pränatale Diagnostik' aus der Reihe 'Schwangerschaft'.
Frankfurt/Main. 1993.

Roth-Schlindwein, Constanze: Jugendlicher Leichtsinn. Der §218 StGB im
Bewußtsein junger Menschen heute. aus der Reihe: Sexualwissenschaft und
Sexualpädagogik. Landauer Universitätsschriften. Band 7. Knecht Verlag. Landau.
1997.

Schuchardt, Erika: Biographische Erfahrung und wissenschaftliche Theorie. Soziale
Integration Behinderter. Band 1. aus der Reihe: Theorie und Praxis der
Erwachsenenbildung. Verlag Julius Klinkhardt, Bad Heilbrunn/Obb. Regensburg.
1993.

Sporken, Paul: Eltern und ihr geistig behindertes Kind. Das Bejahungsproblem. Patmos Verlag. Düsseldorf. 1980.

Swientek, Christine: Was bringt die Pränatale Diagnostik? Informationen und Erfahrungen. Herder Spektrum. Freiburg im Breisgau. 1998.

Zankl, Heinrich: Genetik. Von der Vererbungslehre zur Genmedizin. Beck'sche Reihe: Wissen. München. 1998.